NATIONAL GEOGRAPHIC

不老不死ビジネス 神への挑戦

シリコンバレーの静かなる熱狂

チップ・ウォルター
関谷冬華 訳

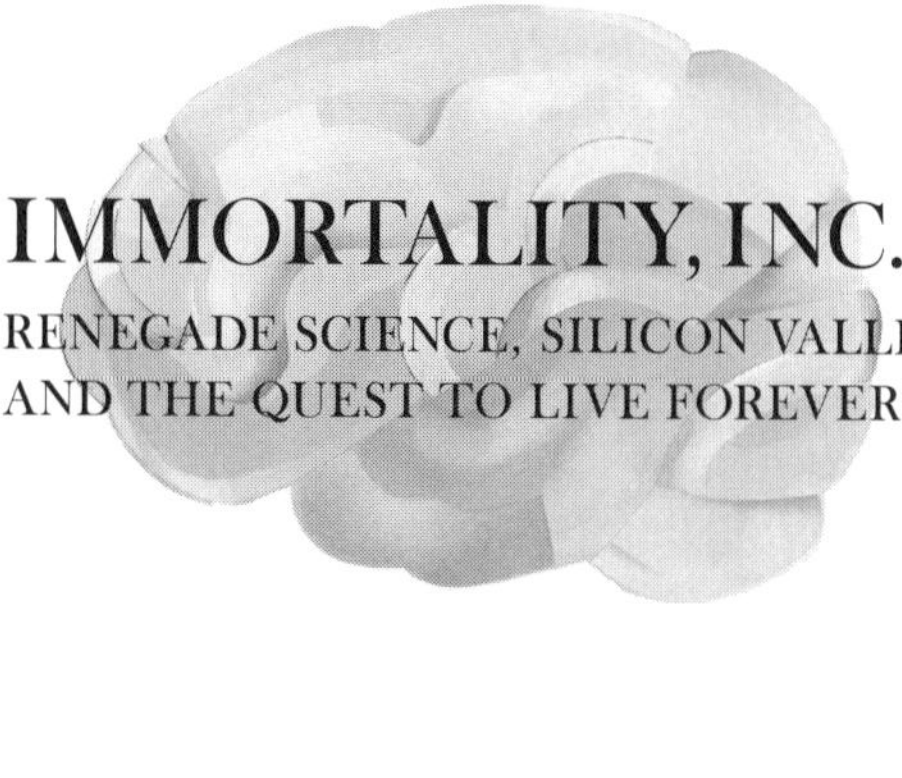

IMMORTALITY, INC.

RENEGADE SCIENCE, SILICON VALLEY BILLIONS, AND THE QUEST TO LIVE FOREVER

不老不死ビジネス　神への挑戦

仲間たちへ
私の北、私の南、
私の東、私の西であれ永遠に

墓碑
言葉の魔術師、トム・ウルフ

Part 3 リソース 131

Part 4 成功 213

死よ、驕るなかれ
お前は強く恐ろしいと言うものもいたが
お前はそうではないのだから

短い眠りが過ぎ去れば、我らは永遠に目覚める
死はもはや訪れず死よ、お前が死ぬ番がくる。
――ジョン・ダン、聖なるソネット第10編

登場人物紹介

ロバート・ハリリ医学博士

神経外科医、医学研究者。クレイグ・ベンターと共同でヒューマン・ロンジェビティ社を創設。セルラリティ社創設者、所長兼CEO、セルジーン・セルラーセラピティックス社創設者兼CEO。

ビル・マリス

ベンチャー投資家。グーグル・ベンチャーズ(GV)元CEO、セクション32(ベンチャー投資ファンド)CEO。

オーブリー・デ・グレイ博士

英国のコンピューター科学者であり、老年学者、作家、講師。SENS研究財団創設者兼CSO。

ピーター・ディアマンディス医学博士

実業家、未来学者。Xプライズ財団創設者兼取締役会長、レイ・カーツワイルとシンギュラリティ大学共同創設、理事。ヒューマン・ロンジェビティ社共同創設者、セルラリティ社共同創設者兼副会長。

アーサー・レビンソン博士

元々は遺伝子工学の研究者で、長年、バイオベンチャーのジェネンテックのCEO兼会長を務めてきた。2011年からアップル会長、2013年からキャリコ・ラボズCEOなどを務める。

J・クレイグ・ベンター博士

1990年代後半にヒトゲノムの画期的な解読方法を発見した科学者。ゲノム解析により老化を防ぐ医療を目指すヒューマン・ロンジェビティ社をロバート・ハリリと共同で創設。J・クレイグ・ベンター研究所創設者、所長兼CEO、シンセティック・ゲノミクス社会長。

レイ・カーツワイル

発明家、実業家、未来学者、作家、講師。グーグル技術部門責任者。ピーター・ディアマンディスとシンギュラリティ(技術的特異点)大学を共同創設、総長。

ラリー・ペイジ

コンピューター科学者、実業家。グーグル/アルファベット社共同創設者の一人、アルファベット社CEOは2019年に退任。

プロローグ　死に負けるな

そこらにいるごく普通の人間でも、とんでもなく長生きできる可能性があるのではないかという考えが最初に頭に思い浮かんだのは数年前のことだった。そのとき、私はラルフ・マークルと一緒にランチをとっていて、彼は自分が死んだら冷凍してもらうつもりだと話していた。私はテーブルの向こう側に目をやり、フォークを置いて、手を組んだ。

「本気か」と私は聞いた。

「ああ」とマークルは楽しげに答えた。

ウィットに富み、人あたりがよく、博識家のマークルは、ナノテクノロジーの世界的権威の一人であり、インターネット経由のクレジットカード取引に使用されている主要暗号技術の共同発明者でもある。彼の計画というのは、アリゾナ州スコッツデールのアルコー延命財団が管理するステンレススチール容器の一つに潜り込み、いつの日か生き返らせてもらおうというものだった。

アルコーは、亡くなった人をしかるべき方法で冷凍する、世界でも3カ所しかない専門施設の一つだ。死者を冷凍するには一連の複雑な医療処置が必要とされ、利用者は華氏マイナス310度(摂氏マイナス190度)までゆっくりと冷やされる。マークルいわく、彼自身を含めたアルコーの顧客たちは、科学が全員を完全な姿で未来の世界に戻す方法を探り当てるまで、そこで過ごすのだ。

「研究所で使う『実験』動物と『対照』動物を知っているか」。マークルは私に質問した。

「知ってるよ」と私は答えた。

「対照動物は何もされないが、実験動物は試験の対象になる。そうだな」。

「その通りだ」とマークルは答えた。「さしずめ僕は実験動物だ。生き返るかもしれないし、ずっと死んだままかもしれない。だが、対照動物がどうなるのかはもうわかっている」。

長く重い沈黙が続いた。

「死ぬしかないんだ」。

アルコーを訪れる

マークルとの会話の後で私は実際にアルコーに足を運び、驚かされることになった。私たちが死から逃れる方法を科学が見つけ出す可能性は、確かにあるのかもしれない。だが、私は問題も感じた。それは長い待ち時間の問題だ。アルコーの利用者を生き返らせるには、まず一時的に生命活動を止めることが必要になる。超低温の魔法瓶に入る前に、彼らの心臓は動きを止めていなければならない。法律でそう決まっているからだ。安全に冷凍できたとしても、生き返るためにはダメージを受けた体を蘇生させるだけでなく、体の時計の針を巻き戻さなければならない。体の時間を戻すことができなければ、せっかく生き返っても、最初に死んだときから事態はいっこうに好転していないことになる。そんなことをして、何の得があるだろう。

だから、私はアルコーのやり方は、一番に採用されるべきプランAではなく、二番手の候補となるプランBだと思う。プランAは、最初から死を回避し、あの世に行く前に自分を死に至らしめる問題を解消する方法だ。誰が長い時間待たされたいと思うだろう。言い換えれば、アルコーは誰もが避けて通れない（そして何よりも先に問題になりそうな）根本的な問題を解決していない。その問題とは、老化だ。

老化の解決策はどこにあるのか。

そこで、私はその部分をとっかかりにして調査をしてみることにした。そうすれば、真相にたどり着けるはずだと考えたからだ。私は科学書を執筆し、ドキュメンタリー映画を制作し、ナショナルジオグラフィックのフェローとして特集記事を書き、CNNの支局長を務めた経験もある。私がしなければならないのは、まっとうな質問を用意し、質問に合った相手を捕まえ、楽しく物語を展開させる方法を考え出すことだけだ。

単純明快。

例外もあるが。

私はインターネットを調べ回り、腕に幾抱えもの本を読み漁った。老年医学や老年学（この二つは別物だ）の分野の情報を集め、米国立衛生研究所やその傘下の国立老化研究所などで進められている研究を調査した。平均寿命がずば抜けて長い地域、いわゆるブルーゾーンについても調べた。目をしょぼしょぼさせながら米国の人口統計データに目を通し、私は人口の70パーセント近くが太り過ぎであることを除けば、過去１２０年間の米国人は寿命を延ばすために模範的に行動してきたことを知った。２０１５年の時点における米国人の平均寿命は78・7歳だが、１９００年の平均寿命は48歳だった。ただし、私たちは長生きになったと言えるかもしれないが、必ずしもより良く生きられるようになったとは言えないようだ。人生の晩年は金銭的な負担が重くなることが多く、苦しい時期が長く続いたり、生活の質が落ちたりもする。

このような流れにもかかわらず、主流メディアはさらなる長寿時代の到来を告げている。本や雑誌、インターネットには、元気に長生きし、美しくなれるというダイエット、運動、食事療法、美容整形についての誇大な宣伝があふれている。２０１３年から２０１５年にかけて、タイム、ナショナルジオグラフィック、サイエンティフィック・アメリカン、アトランティックの各誌は、人間が軽く100年以上も生きられる時代が目の前まで来ているとうたう特集を組んだ。

ほぼ時を同じくして、私はピュー研究所の「120年以上生きる（Living to 120 and Beyond）」と題する研究論文に出会った。私は論文の著者らを探し出し、ベビーブーム世代（訳注　第二次世界大戦後の復員兵の帰還に伴って出生率が上昇した1946〜64年頃に誕生した世代）は特に長生きをしたがることを知った。ベビーブーム世代は、論文発表当時の年齢で50歳から68歳の世代にあたる。私はその世代をよく知っていた。私自身もベビーブーム世代の一人だったからだ。彼らは自分たちの寿命を延ばすため、さらに伸びた分の寿命の質を向上させるために、年間数十億ドルをせっせとつぎ込んでいることも明らかになった。死神との間の距離を広げられそうな、薬、食事、サプリメント、エクササイズ、または画期的な新発見の商品を見つけては、大量に買い込んでいるのだ。そのような行動に走っているのはベビーブーム世代だけではない。いつまでも若くありたいという強い願いはミレニアル世代（訳注　2000年代の初めに成人を迎えた若い世代）も含めた誰もが持っているようだ。

永遠の若さ

私たちは若さに魅力を感じるが、永遠の命を求めるのはばかげた、よこしまな考えのようにすら思える。私が友達や家族にこのテーマを持ち出すと、相手は決まってあきれた顔をした。「おい、勘弁してくれよ。僕が年寄りになったら、ひと思いに撃ち殺してくれ」。こんな風に答えたやつもいる。「俺は子供たちに、お前たちの名前を思い出せなくなったら、毒入りのカクテルを飲ませる時が来たと思えと言い聞かせてるよ」。

「そうだな」と私は答える。「でも、年をとっても老いることがないとしたらどうだい。科学が進歩して時間を巻き戻す方法が見つかり、体も心も最高の状態だった自分を取り戻せるとしたら」。

それなら話は別だ。

しかし、誰もが何百年も生きられるようになったら、別の問題が持ち上がってくるのではないか。間違いなく人類は『ソイレント・グリーン』（訳注　人口爆発に苦しむ未来世界を描いた映画）のごとき状況に直面するだろう。もしそんなことが現実に起これば、私たちが地球を焼き尽くしてすっかり灰に変えてしまうまでに時間はかからないはずだ。それに、ものすごく長生きできるのは金持ちだけに限られるのではないだろうか。わがまま、裕福、白人、男性という条件がそろった大勢のベビーブーム世代が死を恐れなくなり、目の前の世界を大切にしなくなったらどうなるだろう。しかも、長生きした先に待ち受ける未来は、予想を裏切る世界かもしれない。家族や友人を亡くし、たった一人で取り残されてずっと生きていかなければならなくなるかもしれない。死は神が与えたもうた恵みだ。死があるからこそ、生は意味を持つ。ニューヨークタイムズ紙のある記者は、寿命を延ばそうとする欲求は本質的に「人道に反する」と表現した。

一方で、死は老化を終わらせる、素晴らしい恵みだとする意見もある。正直に認めよう。年老いることは、私たちが思い込もうとしているような心温まるきれいごとではない。老化は人々を苦しめる。少しずつ、私たちは体力や精神力を奪われる。私たちは成長し、夢を見て、仕事や勉強にいそしむが、やがて活動が鈍くなり、細胞が軋みをあげ、ボロボロになった車のように動きを止める。愛する相手が衰え、弱り果てて、いずれは終わりを迎える姿を誰が見たいと思うだろう。そして、いつの日にか自分がそんな風になりたいと誰が思うだろうか。

若かりし日々を5年、いやできれば10年くらい引き延ばすことはできないものか。私たちは年を重ねるにつれて賢くなり、失敗や知識を積み重ね、親として、友人として、働き手として、あるいは人としてより良い存在になれるのではないか。さらに、集団として得られた知恵を生かして、時代を問わず繰り返されてきた戦争や暴力から人は学ぶことができるようになるのではないだろうか。レオナルド・ダ・ビンチが、ウィリアム・シェイクスピアが、あるいはマリー・キュリーがあと数百年長くこの世にいれば、世界はどれほど大きく変わったことだろう。

だが、何よりも私が知りたいと思うのは、より長く、健康な人生を手に入れる機会が現実に訪れたときに「いや、結構だ。これで私はおしまいだし、今すぐ死なせてくれ」という人間が本当にいるのかどうかだ。

このような議論はまったく無意味だとあなたは言うかもしれない。あらゆる調査結果を脇に置けば、現時点で確かな事実は人間が100パーセント死ぬということだけだからだ。私はこの調査を始めて、老化と死についての大昔からの見方を根本から変えるような科学的大発見を、一つも見つけることができなかった。おそらくは科学の世界に糸口はなく、私たちはみな人生の最終段階を老人ホームで名札をつけられ、やるべきこともなく、たわいもない時間を過ごすように運命づけられているのだろうと私は考えるようになった。

そんなとき、あるニュースが飛び込んできた。

2013年9月18日に、グーグルが主な出資者となってキャリコという新会社を設立したというのだ。「人生最大の謎の一つである老化に取り組む」というのがキャリコ社設立のうたい文句だった。グーグルが絡んでいるなら、調べてみる価値はありそうだ。もう一つ興味を引かれたのは、アーサー・D・レビンソンがキャリコのCEO就任を打診されたというニュースだった。何かのいきさつでもなければほとんどの人はレビンソンを知らないかもしれないが、彼はシリコンバレーではちょっとした顔だ。何といっても、アップルとジェネンテックというシリコンバレーの由緒ある有名企業で同時に会長を務める人物なのだ。キャリコのニュースが流れるやいなや、メディアが飛びついた。タイム誌には「グーグルが死と対決」という見出しが躍った。

人間の歴史を根本から覆すような変化が起こる前には、常にその先触れとなる転換点がある。キャリコの誕生はそんな歴史的瞬間だと私には思えた。グーグルという強力な資金源を味方につけ、レビンソンの系譜が率いる会社なら、これまでずっと絶対に不可能だと思われてきたテーマを取り上げて、たちどころに実現させてしまうだろうと思ったのだ。これはインチキ薬でも、でたらめな妄言でもない。奇跡的な大発見を求めて国や財団から支給される数百万ドル程度の金で少人数の科学者に見込みのなさそうな研究をさせるような話でもない。数億ドルの資金を投じて、実に手ごわく複雑な生物学的問題に取り組む能力を持ったチームを動かすプロジェクトなのだ。

キャリコの誕生から数カ月後、老化に立ち向かうことを目的とするもう一つの会社が立ち上げられた。ヒューマン・ロンジェビティ社（ＨＬＩ）だ。２０１４年3月の初期投資額が７０００万ドルというこのベンチャー企業には、グーグルの金銭的なバックアップはなかったが、シリコンバレーの大物投資家たちが動いていた。同社の指揮を執るのは、１９９０年代後半にヒトゲノムを短期間で正確に解読する方法を発見した科学者のＪ・クレイグ・ベンターだった。彼の発見は、米国政府ののんびりしたやり方に活を入れた（その過程では少なからぬ波風が立ち、影響は尾を引いた）。現在、ヒトゲノム計画の完了は、人間の歴史の中でも極めて重要な科学的進歩の一つに数えられている。ヒューマン・ロンジェビティの設立にあたり、ベンターは自らのゲノムに関する専門知識を、今後は人間が「高いパフォーマンス」を保ちながら寿命を延ばすことに特化して生かしていきたいと述べた。

ＨＬＩ設立の中心になったのは、同社の共同創設者の一人で、外科医、研究者、さらに複数の企業を立ち上げた実業家の顔を持つロバート・ハリリだ。あまり注目されてこなかったが、ハリリは過去15年間で細胞治療の世界的な権威となり、ヒト胎盤から採取される幹細胞が人間の寿命を延ばせる可能性に初めて気がついた人物だ。

キャリコとヒューマン・ロンジェビティという二つの企業の突然の登場に私は疑問を抱いた。なぜこんな企業が誕生したのか。なぜ今なのか。そこで、私はレイモンド・カーツワイルのもとを訪ねた。カーツワイルは微生物やゲノムの専門家ではないし、生物学者ですらない。彼は技術者で、発明家で、世界的に有名な未来学者でもある。

私は長年にわたって彼に何度かインタビューをしており、人工知能の飛躍的な進歩と人間の長寿化に関して、常識破りの考えを持っていることを紹介してきた。カーツワイルの意見や著書、妥協のない言葉は、これまでに店や車や電話のあり方が大きく変わったように、テクノロジーの力で死を大きく変えられる可能性があるというシリコンバレーの新たな信条と何か関係があるのではないだろうか。後でわかるように、私の予想は正しかった。

非凡な科学者たち

ここまでに登場した科学者は、どのような点においても平凡とは言えない。彼らは本質的に全員がトラブルメーカーだ。彼らを深く知るにつれて、それぞれが独自の死生観を持っていることがわかってきた。しかし、そこには一つの共通点がある。ほとんどの医学研究者や医療従事者の病気に対する従来のアプローチは、控えめに言って、まったくの見当違いだ。どうして何十億ドルもの金が、がんや糖尿病や心臓病やアルツハイマー病のためにつぎ込まれているのだろう。本当の問題は、もっと大きなテーマ、老化そのものにある。老化の問題を解決すれば、それ以外の問題も解消するはずだ。

読者の頭には、かつて私の頭をよぎったのと同じ疑問が浮かんでいるかもしれない。彼らは頭がおかしいのか。それとも、本当に何かをつかんでいるのか。自信過剰なのか、天才なのか。他の人のために行動しているのか、自分のことしか考えていないのか。彼らは現代のガリレオ、ニュートン、アインシュタインなのか。それとも、才能と同じくらいに規格外の財布を持ち合わせた、ただの勘違いベビーブーム世代の集団なのか。38億年以上もの間、地球上のあらゆる生物は死んできたというのに、死への挑戦が成功することなどありえるのか。

世界ではこれまでもすごいことが起こってきたが、死ほど手ごわい敵がいただろうか。数十億ドルの金が用意されていて、政界や経済界の実力者たちが成り行きを見守っている。だが、本当にここから何かが生まれるのだろうか。ベンターは本当に現代医学に革命を起こすことができるのだろうか。ハリリの幹細胞は体を若返らせることができるのだろうか。コンピューター技術の飛躍的な進歩が人間を救うというカーツワイルの持論は正しいのだろうか。そして、レビンソンのチームはいつの日にか生物の生と死のパラダイムシフトを実現させることができるのだろうか。ゲノム学、遺伝子学、分子生物学、ビッグデータ、ナノテクノロジー、機械学習の急速な進歩をみれば、実現しないとも言い切れないのではないか。もしかすると、人間は本当に死神の手からうまく逃れられるかもしれない。悩み苦しんだり、神話や伝説を探し回る必要はない。宗教や哲学的な瞑想もいらない。もちろん、クロストレーナーもステップマシンもチンキ剤も、錬金術師のまじない薬が入ったつぼもいらない。実現のために必要なのは、正真正銘本物の科学だ。

何か素晴らしいことを実現させるためには、四つの力が必要になる。一つ目は、ニーズが存在することだ。そのことに対する欲求なり、市場なりが必要とされる。二つ目に必要なのは、ニーズを満たそうとする意志と意欲だ。三つ目は、設備や資金、専門知識を持った人材などのリソース。そして、最後の四つ目は夢を実現させられるだけの才能を持った人材ということになる。人間、特にベビーブーム世代は、すでに十分すぎるほどのニーズを持ち続けてきた。しかし、それ以外の要素はどうだろう。

これは間違いなく根本にかかわる問題だ。ことは一大事だ。ジ・エンドで終わる世界を終わらせるほど大きな変化はないのではないか。それを実現できれば、人類史上で最も素晴らしい科学的偉業を成し遂げたことになる。

しかし、どこから始めるべきか。手始めとしてはこの上なくぴったりの、そこにいる誰もが絶対に死にたくないと思っている場所を私は知っている。

Part 1

ニーズ

あんたは涙がたまった目、かさついた手、土気色の頬、白いひげ、痩せこけた足、出っ張った腹の持ち主じゃないというのかい。声はしわがれてるし、息も切れてる。あごは二重だし、頭は満足に回転しない。体はどこもかしこも年のせいでしなびてる。それでも、あんたは自分が若いというつもりか。

――――――ウィリアム・シェイクスピア『ヘンリー四世』

1　長い待ち時間

結局、アルコー延命財団の会員A－1245のローレンス・ピルジェラム博士に会うことはできなかった。彼はすでに故人となっていたからだ。

わかっている限りの話をしよう。2015年4月の肌寒い夜に、彼はカリフォルニア州ゴリータの自宅から散歩に出た。その夜は空がきれいで、海からさわやかな風が吹いていた。ビルトモアホテルを過ぎ、サンタバーバラに向かうにぎやかな通りに立ち並ぶ日干し煉瓦造りの家々の前を通り過ぎ、ビーチに出ると、星いっぱいの夜空の下で太平洋の白波が打ち寄せてきた。そのとき、ローレンス・ピルジェラムの心臓が音《ね》をあげた。少しは間があったのかもしれないし、ほんの一瞬だったかもしれないが、それが命取りになった。こうして、彼の地上での時間は終わった。

ほどなくしてサンタバーバラの救急隊員が駆けつけてきたが、そこからはめちゃくちゃだった。

誰もアルコーの現場低温保存チーム（ＦＣＰ）を呼ばなかった。彼らはピルジェラムの腕にはめられていたブレスレットを見落としたのだろうか。ブレスレットには目立つようにメッセージが彫り込まれていた。「すぐにここに連絡して指示を仰いでください。防腐処理や解剖はしないで」。

もしアルコーのチームが呼び出されていれば、彼らは数時間のうちに（おそらくはもっと早く）現場に駆けつけて、ピルジェラムの体を凍る寸前まで冷やし、彼をこの世に連れ戻すために用意された最終手順を実行しただろう。しかし、それができないままに時間が流れた。サンタバーバラの医療関係者はこの90歳の生化学者を、他の哀れな死者たちと同じく、暗く冷たい監察医務院の遺体安置所に引き渡した。低温保存という観点から見れば、この対応はまずかった。遺体安置所よりももっと低い温度が、アルコーの低温保存では必要とされるからだ。心臓が動きを止めた後では、温度が極めて重要になる。

さらに悪いことに、ピルジェラム博士が亡くなったのは金曜日の夜遅い時刻だった。つまり、もしアルコーが電話を受けていたとしても、月曜日の朝まではやって来られなかったことになる。その頃には、博士の亡骸《なきがら》に含まれる数兆個の細胞が、見た目にはわからなくてもすでに崩れかかった状態になっており、生化学的には生きていたときとは別物になっている。ピルジェラム博士の冷凍が難しくなっただけでなく、将来的に生き返る可能性も計り知れないほど損なわれたわけだ。すべてが予定通りに運んでいれば、今頃ピルジェラム博士の遺体はアリゾナ州スコッツデールにアルコーが用意した容器の中で望み通りに保存されていたことだろう。なぜなら、ローレンス・ピルジェラム博士は死を望んでいなかったからだ。その4月の夜にも、いつの夜にも彼は死ぬつもりなどなく、永遠に生きることを望んでいた。

アリゾナ州スコッツデール

アリゾナ州スコッツデールは、フライパンのように上が真っ平らになった台形の土地で、みずみずしいカキも干からびてしまいそうなほどに乾燥している。ここには雑草もツタも生えない。植物はすぐに干上がって吹き払われてしまうからだ。ユリウス・カエサルがガリアを攻め落とすよりも前から、この土地にはホホカム族が暮らし、農耕を行っていた。今から500年前、不思議なことに彼らは姿を消した。しばらくすると、ホホカム族の末裔だと思われるピマ族とオオダム族がこの土地に戻ってきた。先住民たちは1880年代の初めごろまでここで暮らしたが、ウィンフィールド・スコットという名前の意欲的な従軍牧師がこの強い日差しが照り付けるサボテンだらけの土地にやってきて、オレンジやいちじく、ジャガイモ、アーモンドの栽培に適しているのではないかと考えた。数年後にスコットはそこをオレンジデールという開拓地にして、1894年には彼にちなんだスコッツデールという名前が正式に定められた（訳注　デールとは開けた谷の意味）。

土と岩ばかりだったスコッツデールは、今やシリコンチップの模様のように道路が縦横無尽に走り、格子状にきっちりと区切られた区画には自動車ディーラー、オフィスビル、ショッピングセンターが立ち並ぶ街となった。街のところどころには、リゾートホテルや住民以外は立ち入れないゲート付き住宅地も点在する。

スコッツデールは、「西部の最西の町」というスローガンを掲げている。そんなスローガンも納得できる街だ。都市が無秩序に拡大するスプロール現象はここにもみられるが、昔ながらの地形の面影はまだ完全には消し去られていない。建築家フランク・ロイド・ライトが手がけた有名な建造物タリアセン・ウエストのすぐ先では、今でもホホカム族がこの地を治めていた頃から変わらない原初の風景の一端を目にすることができる。眼下には、岩だらけの土地を開発して「イーグルリッジ」「パラダイス」といった名前がつけられた住宅地があり、小麦色のしっくいの家が並ぶ。ここに暮らすスコッツデールの住民の20パーセントは、仕事を引退した後に熱い太陽と関節が痛まない空気を求めてやってきた65歳以上の高齢者だ。

人体冷凍用の低温容器の保管場所として砂漠はそぐわないように思えるかもしれないが、アルコー延命財団がこの場所を選んだのはもっともな理由があってのことだ。最大の理由には、アリゾナのこの地域は地球上で最も地震が少ない地域の一つであることが挙げられる。地震計を眺めていても、まったくの平らな波形が続くばかりだ。少なくとも記録に残っている限りでは、アリゾナ州はこれまでに地震による死者を1人も出していない。もしこの地に火山があるとしても、数十億年前から沈黙を守り続けているようだ。ここには猛吹雪も、竜巻も、ハリケーンも来ない。夏の終わりに時折の激しい雨が降る以外にはスコッツデールには天気と呼べるような現象は起こらないというのが正直なところだ。

そんな土地柄のおかげで、フェニックス近郊のスカイハーバー国際空港は米国で最も飛行機の遅延が少ない空港として知られる。アルコーにとって、これは重要なポイントだ。スカイハーバー（空の隠れ家）という空港の名前もアルコーの使命にぴったりだ。苦労が絶えないこの世を旅立ち、財団の低温保存容器を目指す巡礼者が空を飛んでたどり着く隠れ家としてこれ以上の場所があるだろうか。そう、一時的にこの世を去った人間を運び、預かるには、スコッツデールはまたとない場所であることがおわかりいただけただろう。

アルコーの会員はみんな、臨床的な死を宣告された直後にここに運ばれることになっている。全部で１５０人の会員が、科学が進歩して彼らを解凍して治療する方法が見つかり、いつまでも健康でいられる体を手に入れる日を待ち望みながら氷漬けになっている（さらに契約書にサインを済ませた会員が１０００人ほどいる）。アルコーの低温容器では、主婦もＳＦ作家も、赤ちゃんも１００歳を超える高齢者も、教授も医者も科学者も空想家も現実主義のビジネスマンも眠っている。末期の悪性脳腫瘍に冒された23歳のキム・スオジもその一人だ。彼女はレイ・カーツワイルの著書を読んで人体冷凍保存について知り、レディット（訳注　米国で人気の掲示板主体のＳＮＳ）のウェブサイトを利用して自分の冷凍保存に必要な資金を集めた。こうして彼女はアルコー会員番号A－２６４３を与えられた。史上最高の主砲として活躍した野球選手のテッド・ウィリアムズも、息子のジョン・ヘンリー・ウィリアムズとともにここで眠る（ジョンは父がアルコーで冷凍保存されることを求めて裁判で争っていたが、35歳だった２００４年に白血病で亡くなった）。「人工知能の父」と呼ばれることも多い偉大なＭＩＴのコンピューター科学者マービン・ミンスキーも２０１６年に亡くなると同時にアルコーの実験に加わった。

ここに収まっている人々は誰もがよく笑う子供時代を過ごし、葛藤を抱えながら十代を乗り越え、家族や友人や恋人と一緒に泣いたり笑ったりしながら自分の家族を作り、才能と希望と夢とともに人生を送ってきた。しかし、そんな彼らのもとにもある日、死が訪れた。医者や看護師が「宣告」を行い、アルコーの最終手順が開始された。

この大がかりな手順はアルコーの利用者全員が経験する。まだ生きている人間とは違って、彼らは深淵をのぞき込み、目には亡霊たちの世界が映り、最後の息を吐き出し、彼らの命のともしびは消えていく。あるいは、もう消えてしまったのだろうか。今では、彼らは一人ずつ別々の容器に収められ、まるで生き続けることを切に求めるというもう一つの共通事項を証明するかのように、寄り添って並んでいる。彼らは心臓を止めたものの手から逃れることはできないかもしれない――今のところは。しかし、これは確実な死よりもはるかにましなのではないか。いつの日か、彼らは再び目覚める可能性があるのだから。

ローレンス・ピルジェラム

ローレンス・ピルジェラムと私の人生が初めて交錯したのは、彼の死からまもなくのことだった。その2日ほど前に、私はスカイハーバー経由で巡礼地スコッツデールに到着していた。偶然が私たちを引き合わせ、私はアルコーがどのように人間を冷凍するかを知る機会をもらった。アルコーのCEO、マックス・モアは「最終手順について知るべきあらゆる情報」を知っている人物だった。彼は、ラルフ・マークルの実験動物のたとえの正しさを認めた。対照群の個体はすべて死ぬが、実験動物は死なないですむ可能性がある。その主張にはある程度の説得力がある。絶対的な死と、生き返るチャンス。どちらを選ぶ。考えるほどに説得力が増す。「こんなほとんど体に傷みのない人たちも、みんな燃やすか、地面に掘った穴に埋めるかするのが慣習だというつもりか。冷凍して救うことができる可能性があるというのに」。

モアはこれまでに、戸惑った顔や否定的な薄ら笑いを目にしなかったわけではないし、わざとらしい咳払いや冷笑を耳にしなかったわけでもない。彼はどれも経験している。「くたばったら大カレイみたいに冷凍してほしい奴がいるって。ばかばかしい。何人が契約したんだ」。冷凍され、生き返ることができたとして、それが何だというのか。一時的に活動を止めていた大勢の連中が、（訳

注　新約聖書の物語で死からよみがえった）ラザロのようにいつか死者の中からよみがえってくるということか。地球にはもう十分な数の人間がいるんじゃなかったのか。人口過剰の問題をどうするつもりだ。それに、神は何と言われるだろう。とんでもないことだ。

だが、モアはこう尋ね返す。死の定義はこれまでも変わってきたことを誰も知らないのか。人体冷凍のような処理は、おそらくみんなが思っているほどおかしな行為ではないはずだ。例えば、ジョーは心臓発作を起こし、セメント袋のように倒れてしまった。ところが、すぐに心肺蘇生法が行われ、見事に息を吹き返した。彼の心臓は止まりかけたかもしれないが、再び動き出した。彼は命をとりとめ、おそらくはまだしばらくの間生き続けることができるようになった。スタチン（訳注　心筋梗塞の予防薬）や除細動器、β受容体遮断薬（訳注　心臓関連の突然死を予防する効果がある薬剤）やペースメーカーが登場し、生活習慣や遺伝子だけで決まる本来の寿命をかなり延ばせるようになったおかげだ。最近では、体中の血管に14～15個のステントを入れて90代まで生きる人々もいる。それに、臓器移植はどうだ。あれは異常な行為ではないのか。

人体冷凍保存は、新たな蘇生法の一種だと思えばよいのではないだろうか。アルコーの利用者は死者ではなく、時間が一時的に止まった旅人なのだ。モアは「クライオノーツ（冷凍された航海者）」という言葉を好んで使う。

アルコーの最終手順

アルコーの最終手順は、いつも終わりの瞬間から始まる。だから「最終」なわけだが、生き返るチャンスが死の瞬間にしか訪れないというのは皮肉な事実だ。その理由は、医者か看護師が正式に死を宣告するまで、アルコーは患者の冷凍を始められないことが法律で定められているからだ。

理想的に物事が運べば、アルコーの患者が「宣告」を受けた次の瞬間から現場低温保存チーム（FCP）が体の温度をゆっくりと下げ、細胞の劣化を防ぐために定められた手順を開始することになる。これは極めて重要だ。何もしなければ、患者の心臓が停止してから4分が経過すると、酸素不足のために体内に1000億個ある神経細胞の死滅が始まる。それからすぐに、残りの99兆9000億個の細胞の劣化が進み始める。心臓、肝臓、膵臓、筋肉のあらゆる細胞が酸素を求めているが、運ばれてくることはない。この状態は虚血と呼ばれる。

虚血によるダメージを抑えるため、アルコーの低温保存チームは体を氷漬けにして冷やし、冷却効果を高めるために水の循環を開始する。患者がアルコー本部に到着したら、医療チームがルーカス自動心臓マッサージシステムを用意して肺の空気を入れ替え、一定のテンポで胸部を圧迫して血流を維持する。同時にFCPが16種類の薬を患者に注入する。投与されるのは、後で実際に冷凍するまで最高の状態で細胞組織を維持することを目的とした、プロポフォール（マイケル・ジャクソンの死因となった麻酔剤）、制酸剤、抗血液凝固剤、膜安定化剤、抗生剤などが混ぜられた死者のための薬のカクテルだ。ここでは、患者を生き返らせず、劣化させてはならない。時間を止め、体を一切傷ませることなく、安定した状態を保つのだ。

異常な話に聞こえるかもしれないが、実はそれほど不自然とも言えない。確かにこれまで人間の臓器の冷凍と解凍が成功した例はないが（人間の心臓は5時間の冷凍にすら耐えられなかった）、人間の卵子、胚、精液、幹細胞は凍結保存した後に解凍されたものが普通に使用されている。イスラエルのシーバ医療センターの心臓移植ユニット長、ヤコブ・ラビーは、体重220ポンド（約100キログラム）のブタの心臓を華氏30度（摂氏マイナス1度）で19時間保存した後で別のブタに移植した経験を持つ。温度が戻ると、心臓は再び問題なく鼓動を打ち始めた。

2015年3月、ペンシルバニア州の1歳10カ月のガーデル・マーティンが水路に落ち、4分の1マイル（約400メートル）ほど下流まで流された。30分ほど懸命の捜索が続けられ、近所の住民が華氏34度（摂氏1度）の水の中でうつぶせになった男の子を発見した。脈はなかった。男の子の体温は通常時よりも10度以上低下し、状況は絶望的に思われた。ところが、救急隊員と医師が101分間にわたって男の子の心肺蘇生を試みた結果、驚くべきことに男の子は意識を取り戻し、脳機能にもまったく異常は見られなかった。神経細胞はすべて正常に機能していた。医師は奇跡だと言った。重度の低体温症が男の子の命を救ったのだ。

低温保存の最も衝撃的な例は、ニューヨークタイムズ・マガジンで紹介された、ピッツバーグ大学医療センター（UPMC）の「ゾンビ犬」ではないだろうか。2005年のある日、研究者たちが数匹のイヌの血液を酸素とブドウ糖が混ぜられた低温の食塩水と入れ替え、体温を華氏50度（摂氏10度）まで下げた。まもなくイヌたちは臨床的に死亡したと判定される状態になり、そのまま3時間が経過した。時間を見計らって研究者たちは丁寧に血液を入れ替え、イヌたちの心臓に電気ショックを与えた。するとどうだろう。イヌたちが生き返ったのだ。そこで研究者たちは一つの可能性を考えた。輸血が追いつかないほど出血量が多い外傷を負った人間の患者にも、同じような方法が使えるかもしれない。患者は死んでしまうかもしれないが、低温を維持して後で生き返らせられる可能性もある。[1]

体の温度を下げることは、アルコーの最終手順の第一段階にすぎない。患者の体が冷やされると、財団の医療特別室に運び込まれる。特別室ではところせましと技術者や外科医が待機し、様々な機械音が聞こえてくる。次に起こることは素敵とは言えないが、死亡宣告をされた後では極めて珍しい処置ではある。胸部が切開されて心臓が様々な管につながれ、これまで患者を維持してきた血液、水分、ホルモン、神経伝達物質などの体液が何台ものコンピューターにきっちり管理されながらゆっくりと排出される。排出が行われると同時に、凍結保護剤（基本的にハイグレードの不凍液）との入れ替えが進められる。これは灌流《かんりゅう》と呼ばれ、臨床死の状態にある体にミクロレベルで（満潮時の海岸のように）隅々まで凍結保護剤が行きわたるには4～5時間かかる。

この処置が進められている間に、患者の頭蓋骨の3カ所にドリルで穴があけられ、人体冷凍の進み具合を調べるための窓が作られる。何といっても、脳は人間にとって最も重要なところだ。あらゆる記憶、知識、経験が神経細胞とニューロンにしまい込まれている。ずさんに扱われたいと思う人はいないだろう。

灌流処置は、厳密にいえばアルコーの患者が完全に凍らないようにするためのものだ。不凍液を入れた患者の体は凍らず、ガラス化する。それこそ彼らの目的だ。体をプレキシガラス（アクリル樹脂）のペーパーウエイトのように固くし、死んだばかりの人間のあらゆる微小な要素——すべての分子や原子にいたるまで、その動きを冷却によって完全に停止させるか、動いていることがわからないレベルまで速度を落とす。

しかし、実際にガラス化が始まるのは、本格的な冷凍処理が始まってからになる。体温を1時間に1〜2度ずつ、華氏マイナス148度（摂氏マイナス100度）までゆっくり下げて冷凍するには4〜5日かかる。最終的に、アルコーの患者はよみがえったときに、自分たちが華氏マイナス320度（摂氏マイナス196度、訳注　液体窒素温度）まで体温を下げられていたという事実を知ることになるだろう。

ローレンス・ピルジェラムがアルコーに到着したとき、FCPチームは彼の頭部を慎重に体から切り離した。ピルジェラムはアルコーと契約した24年前にその方法を希望していた。この手順は彼を「ニューロ（神経のかたまり）」にするもので、体の保存は希望せず、脳だけを保存したい患者が選ぶ簡易版だ。これは各自で選択できる。ピルジェラムが施設に到着した時点で、アルコーには92人の患者が冷凍保存されていたが、その半数以上がニューロだった。科学が進歩してアルコーの患者を若々しい状態で生き返らせることができるようになった頃には、新しい体も簡単に作れるようになっているのではないかと考えての対応だ。肝心なのは、記憶と知識があらゆる脳の構造に刻み込まれた状態で保たれること。脳の中身こそが、人を人間たらしめている。

ピルジェラムの場合、彼が「切り離された」後の処置はなかった。サンタバーバラの遺体安置所に長く留め置かれていたせいで、彼の体は劣化がかなり進んでいた。そこでピルジェラムは、アルコーの「急速冷凍」コース行きになった。これは短時間で冷凍を行い、液体窒素に浸して虚血による損傷をできる限り抑える方法だ。急速冷凍にせよ通常の方法にせよ、ニューロにせよ全身にせよ、アルコーで冷凍保存されるクライオノーツは全員が低温室（公式には患者治療室と呼ばれる）に送られ、ヒュー・ヒクソンの確固たる監視下に置かれる。

ヒュー・ヒクソン

ヒュー・ヒクソンは、まだ78歳だ。肌は赤ん坊のようになめらかだが、（まだ残っている）髪は白く、薄い。少しばかり腰が曲がり、棒のように細く痩せて、１９７０年代に流行ったような黒縁の大きな眼鏡をまっすぐな鼻に引っ掛けている。足取りも以前に比べれば勢いが衰えた。彼は何度か死神に狙われたこともある。1996年に冠動脈バイパス手術を受け、10年後にはステントを2個入れた。さらに2度の血行再建術も受けている。これらはばっちり効果を発揮した。彼の両親も心臓病を患っていた。DNAのせいだと本人は言う。

ヒクソンはアルコーにいつもいる庭師のような存在だ。彼は樹木のように立ち並ぶ冷凍容器の林を歩き回り、生きているか死んでいるかはわからないが、残された体や脳がそのはざまでカチカチのまま保たれるように、定期的に液体窒素を補充している。「時間は私たちの敵だ」とヒクソンは言う。「時間を止めることはできないが、時間の流れをものすごくゆっくりにすることはできるはずだ」。

患者治療室は、かなり大きな倉庫のような部屋で、高さがある波形の壁に囲まれ、梁はむき出し、床はなめらかなコンクリート。18個あるアルコーの低温容器は銀色に光るステンレス鋼製で、高さ11フィート（約3・3メートル）の細身の縦型容器だ。出入口は、巨大な天窓のように部屋の天井に設けられている。普段は閉まっているが、ヒクソンがボタンを押すと天井が開いて天国のようなアリゾナの青空が見える。ここからクレーンと重さ2000ポンド（約910キログラム）の鎖を下に降ろし、注意深く引っ張り上げてアルコーの患者を各自が契約した容器に収める。謎に包まれた、まだ見ぬ未来に行くタイムマシーンだ。1個の容器には6人分の全身、または10人分のニューロを格納できる。両方を組み合わせて収納することも可能だ。居住空間に余裕はないが、ガラス化した人々が狭さについてそれほど不平を言うことはなさそうだ。

2016年の時点で、アルコーに保管されている患者は149人。37人が女性で、112人が男性だ。それ以外に1116人が、近い将来に現在用意されている容器に入るための契約に署名している。その中にはレイ・カーツワイル、ペイパルの共同創設者のピーター・ティール、生物老年学者のオーブリー・デ・クレイ、ナノテクノロジーのパイオニアであるエリック・ドレクスラー、そしてもちろんラルフ・マークルもいる。現在ガラス化されている利用者の平均年齢は65歳だ。

ヒクソンはアルコーの保管責任者でもある。新しく到着した患者を次の段階の休息場所（永遠の休息にならないことを祈りたいが）に送り届けるのが彼の役目だ。患者の体は冷やされた寝袋でくるまれ、ヒクソンが設計した金属製の容器に入れられる。ニューロは人工ウールでくるんで、液体窒素をいっぱいに入れた金属製ヘルメットのような「ニューロ缶」に入れられる。あらゆる情報が丹念にラベルに記入され、記録がつけられる（新しい未来で目覚めたときに人違いをされたくはないだろう）。

数日間をかけてゆっくりと冷やされた患者は、ようやく収まるべき場所に向かう準備が整ったことになる。ヒクソンは、契約された低温容器を運搬台車に押し上げて乗せる。そして、沈黙しながら見守る銀色の容器が待つ長い保管庫の端によろよろと戻っていく。彼が白いボタンを押すと、お決まりの儀式が始まる。機械がガチャガチャと金属音を立てる。部屋の屋根が再び開き、アリゾナの空がのぞく。ヒクソンは鎖を出してクライオノーツが入った容器の両端に取りつけ、機械を使って水平な状態で容器を降ろしていく。１９３１年にボリス・カーロフが主演した映画『フランケンシュタイン』の場面さながらだ。容器の片端の鎖が外されると、患者はさかさまにぶら下がった状態になる。こうしてようやくカチカチの体や脳はクライオノーツのための休息所に落ち着く。ヒクソンがもう一度大きな白いボタンを押すと、再びカチャカチャと音を立てながら屋根の入口は閉じていく。遠くでドスンという音が1回聞こえたところで、ひとまず作業はおしまいだ。また一つの魂が生と死のはざまに送り込まれた。

このような経験は人を考えこませる。ときどき、ヒクソンは自分の仕事が単なる時間の無駄遣いではないかと思うことがある。彼の顧客はみな、永遠の現在といつかの未来の間を漂っている。ヒクソンは、50年以内に最初のクライオノーツが蘇生すると考えている。しかしながら、彼がそう言い始めてからすでに30年が経った。本当のところはわからない。彼には自分がSF小説の中で生きているように思えることもある。ただし、ページをめくることはできず、どんな結末を迎えるかを知ることはできない。おそらく、人々は代謝性昏睡の中で凍ったまま時を過ごし、科学が飛躍的な進歩を遂げて、ボロボロの状態の先人たちを治し、生き返らせる日が来るまで長い年月を待つことになるのだろう。何が起こるかは誰にもわからない。それがアルコーだ。一人一人の物語はまだ終わっていない。彼らの人生は時を止めている。

ヒクソンは一連の手順を誰よりも知り尽くしている。彼にもわかっているように、いつか誰かがヒクソンのためにボタンを押して、素晴らしく青いアリゾナの空につながる入口を再び開き、クレーンがピカピカの容器をつり上げて、彼自身もまたとても長い休息のための場所におさまることになるだろう。

2　ベビーブーム世代、飛躍的な科学の進歩、若返りの泉

ホモ・サピエンスの誕生以来、人類は逃れられない死の鎖を断ち切ろうとしてきた。神話、宗教、カルト――天国、極楽浄土、ヴァルハラ宮殿（訳注　北欧神話の主神オーディーンの宮殿）、ヘブンズ・ゲート（訳注　1997年に集団自殺した米国のカルト教団）[2]。アルコーはその最新版といったところか。アルコーの最終手順が死を回避するための最終手段であることは誰もがわかっている。いわば保険代わりのプランBだ。アルコーCEOのマックス・モアでさえ、アルコーの最終手順が自分に適用されるまで長くはかからないだろうことを認めている。老化も死も存在しない人生、つまりはプランAの人生を謳歌できるものなら、その方がいいに決まっている。

プランAを誰よりも強く待ち望んでいるのは、ベビーブーム世代だろう。ベビーブーム世代が60代にさしかかる時期と時を同じくして、集合的無意識を歌うギリシャ劇の合唱隊コロスのように、

超長寿という考え方が表舞台に登場してきた。ピュー研究所の調査結果が出たあたりから、新聞や雑誌を売る売店の店頭にはこんな表紙が並び始めた。「この赤ちゃんの寿命は１２０歳⁉」というのはナショナルジオグラフィック誌の表紙の見出し。アトランティック誌は「人間がみんな１００歳まで生きるようになったら、どうなるだろうか」と問いかける。タイム誌はこんな宣言をした。「この赤ちゃんは１４２歳まで生きるかもしれない」。

本当のことを言えば、タイム誌の記事に人間が１４２年生きるための方法についての目新しい情報は一切なかった。テロメアについての情報の焼き直し、余生を送るのに最適な場所に関するアドバイス、赤身肉と糖分を控え、良質な脂肪を多く摂取すると心臓病の進行を遅らせることができるらしいという説の紹介、移植患者の拒絶反応を抑えるために開発されたラパマイシンを使うとＵＴ２５９８という名前の実験用マウスが平均より8カ月長く生きたという報告といった類の内容だ。どれも役に立つ良質な情報ではあるが、表紙の宣言の根拠になりそうな内容は何もない。

こんな大げさな文句が躍るのはなぜだろう。その手の記事や、本や、調査結果は、ベビーブーム世代が心の奥底で抱いている恐怖に訴えかけるからだ。ベビーブーム世代は特殊な世代だ。彼らは、戦争が終わった後に出生数が急増した時代の落とし子だ。それ以前は数十年間にわたり、食糧難や大恐慌や第二次世界大戦のせいで、子供をもうけることは二の次になっていた。しかし、我慢の日々は終わり、いつでもセックスができる素晴らしい時代がやってきた。

1945年、20年近くの暗い時代が続いた後で初めて、少なくとも米国ではバラ色の未来が見えてきた。米国経済はにわかに景気づき、求人は右肩上がりで、ちまたには金があふれ、丸々とした愛らしい赤ちゃんが続々と誕生した。1957年まで米国では7分間に1人の割合で新生児が生まれるペースが続き、統計によれば終戦から1964年までの間に米国で生まれた子供の数は7640万人に達した。まもなく、ベビーブーム世代は米国人口の40パーセント近くを占めるまでになった。彼らが20歳にもならない時代の話だ。1966年、タイム誌は「パーソンズ・オブ・ザ・イヤー」にベビーブーム世代を選んだ。それから50年以上が経ったが、彼らはいまだにニシキヘビに丸のみにされたブタのように人口統計表の大きなふくらみにいて、世界中の市場と文化で存在感を示し続けている。

しかし今、ベビーブーム世代は年を重ねた。率直に言えば、老いてきた。2020年から2035年にかけて、米国の55〜64歳の人口は実に73パーセント増えると推定される。つやつやと血色のよい顔と細身の体形でウッドストックに熱狂した日々は過ぎ去った。ルールを作り（または破り）、現状を打破する集団として行動してきた彼らは、そんなことをあまり気にしていない。自分たちが死を免れないという考えは、時代を動かしてきたという彼らの自負に反する。若さとエネルギーとパワーで、いつも何でも成し遂げてきた世代なのだ。

ベビーブーム世代の発明ではないが、彼らは若さという概念を世に広め、巨大な成長産業に変えた。２０１２年、ハフィントン・ポスト社長のアリアナ・ハフィントンがゲイル・シーヒーなどの有名作家を招いて老化に関する座談会を開いた。シーヒーはベビーブーム世代を今までで最も健康で活動的な世代と呼んだ。これまでの人生で、世界は時間がたつほどに良くなっていくと彼らは心の底から信じてきた。老化や死のような邪魔物は彼らが思い描く未来にそぐわない。

強烈な一体感の盛り上がりによって、人類最大の憎むべき敵、老化に対する総力戦を挑もうという果てしない願望が彼らの世代に巻き起こった。死や老衰は必ずしも避けられないものではないのではないか、（自分たちの親世代のように）単に長生きするだけでなく、より良く、健康に、賢く、幸福に長生きするという選択肢があるのではないかという漠然としながらも確かな希望が出てきたのだ。

毎日のように、新たな試みが表面化する。抗加齢医学の国際学会がいい例だ。１９９０年代の初めの抗加齢医学会は、その分野の研究者がぽつぽつ参加する程度だった。それが最近では数千人単位で参加者が押し寄せる。現代医学は「加齢に伴う不調、異常、疾患の早期の発見、予防、治療、およびそれらを元に戻すための科学・医療技術」の発展に向けて歩を進めており、抗加齢医学は現代医学の範疇をはみ出すものではないこともマーケティング調査によって明らかにされている。２０１４年の抗加齢医学会は、２００８年に米国国家科学賞を受賞したゲノム学の大家であるＪ・クレイグ・ベンターが基調講演を行う、大きな学会となった。

かつてはごく小規模だった世界のアンチエイジング市場は、２０１５年の終わりには２９２０億ドルの規模にまで成長を遂げた。米国では7秒間に１人、１日あたり１万２５００人が50歳になっている。そして、彼らは若返りを望んでいるのだ。消費者の５人に３人は日常的にサプリメントを飲んでおり、１３２０億ドルに上る全世界での売り上げは、年に８パーセントのペースで伸び続けている。美容整形で人気ナンバーワンのボトックス注射は２０１４年に２８０万回行われ、２００２年から１５７パーセント増えた。しかも、ボトックスの生産量は増えるばかりだ。同じ２０１４年には、５４００万人の米国人がショッピングモールをせっせと巡っては、次々とクロストレーナーやボディビル用のトレーニング器具を汗だくでこなしていた。

ベビーブーム世代ばかりではない。２０１４年に美容整形を受けた患者の45パーセントは、いわゆるX世代、Y世代にあたる35～50歳だった。Z世代は大きく後れをとっているのだろうか。（訳注　X世代はベビーブーム以降の１９６５～１９８０年頃に生まれた世代、Y世代は１９８０～１９９５年頃に生まれた世代、Z世代は１９９５年以降に生まれた世代を指す。）

しかし肝心なのは、米国の金融資産の70パーセント、可処分所得の50パーセントを握っているのが50歳以上の人々であるという点だ。メリルリンチの証券アナリストたちでさえ、米国の健康長寿事業への投資セクターが２０１７年に７兆ドルもの規模に達し、世界第３位の経済規模に成長するとは思いもよらなかった。すでに十分大きいのに、まだまだ膨らみ続ける風船のようだ。

そのような状況にもかかわらず、時計の針を本当に止める方法はまだ見つかっていない。アルコーのやり方では、永遠の生を得るための最終的な解決策にならないことは明らかだ。イーストアコマドライブの低温室に入るために金持ちが列をなしているというようなことはない。人々が待ち望んでいるのはもっと別のもの、飛躍的な科学の進歩だ。

だが、率直に言えば、そんな一足飛びの進歩はありえない。ベビーブーム世代や以降の世代は画期的な大発見を望んでいるかもしれない。もちろんメディアもその実現を待ち構えている。しかし、どれほど熱望されているにしても、「やった、道が見えたぞ。これで解決だ」と言えるようなものはまだ現れていない。そんなものが生物学的に可能なのかどうかさえわからない。２０１５年になっても、サイエンス誌などの雑誌の記事でハーバード大学のデリック・ロッシのような研究者たちがいまだにこんな主張を繰り広げている。「私たちは様々な形でどうしようもなく老化する。人間は死ぬようにプログラムされているのだ」。そんな言葉を誰が聞きたがるだろう。

3　長生きへの道

人間が何とかして300年、400年、あるいはもっととんでもなく長く生きる方法を知りたいなら、最初に長生きを可能にする社会や科学の影響について理解しなければならない。まずは、なぜ人間は死ぬのかという説明から始めよう。

1899年、米国における最大の死因は結核だった。結核は肺を蝕み、体をボロボロにする細菌感染症で、感染力が強い。白いペストとも呼ばれたほどの恐ろしい病気だ。結核に続いて多かった死因は、肺炎や下痢や胃腸炎だった。

そのせいもあって、米国の白人の平均寿命はわずか48歳、黒人の平均寿命は34歳程度だった。アフリカの平原の遊牧民だった祖先よりもたった15年長く生きられるようになったに過ぎない。30万年の進化と1万年の文明化を経た結果、人類が延ばすことができた寿命はわずか15年でしかなかったのだ。
ヘンリー・フォードが最初のT型フォードを発売し、社交ダンスのフォックストロットが大流行した時代の平均的な米国民は、50歳の誕生日を祝うことができれば幸運な方だった。子供の4人に1人は発疹チフス、肺炎、猩紅熱《しょうこうねつ》、リウマチ熱で命を落とし、毎年10〜35パーセントの子供たちがこの世を去っていった。工場で手に深い傷を負った作業員がまもなく敗血症で亡くなるなど、ちょっとした事故で人命が失われることもめずらしくなかった。1900年の時点では、最も進歩的な医学者でさえ、人間の平均寿命が80歳まで延びるなどという大それた考えは浮かばなかったに違いない。

どうしてだろうか。考古学者たちがメソポタミア、エジプト、インド、イスラエルなどの医師たちが書き残した著作を調べた結果、片頭痛、てんかん、天然痘、コレラ、浮腫、ハンセン病などについての記載はたくさん見つかったが、がん、糖尿病、心臓病、脳卒中、認知症に関する情報はほとんど見当たらなかった。なぜだろう。その理由は、当時は老化以外の死因が山のようにあり、老化が忍び寄るひまもないほど人間の寿命が短かったからだ。

だが、20世紀に入ってからしばらくすると、米国の人口統計データを表にまとめていた統計学者たちは人々の寿命が延びていることに気がつき始めた。それも大幅に伸びている。まず、衛生環境が改善されたことは大きいだろう。水がきれいになった。細菌の主な感染源だった牛乳も殺菌されるようになった。

　１８９０年には、マサチューセッツ州ウースターに化学的沈殿を利用した米国初の下水処理場が建設された。20世紀の初めにはヨーロッパと米国中の大都市で大規模な公衆衛生プロジェクトが展開された。また、１９０５年にイギリスで腸チフスの流行を水道水の塩素消毒で食い止めることに成功してからは、多くの都市で塩素消毒が行われるようになった。

　医療も進歩した。20世紀の初め頃まで外科医は切断手術中に手術室でサンドイッチを食べることを何とも思っていなかったが、第一次世界大戦での経験から医療現場の衛生状態と自分たちの手が生み出した恐ろしい死者数の間に関係があることに医師たちは気がついた。事実、社会全体で病気とバイキンの関係についての理解が進んだ。病院からレストランから職場まで、完璧に安全とまではいかなくても、近代的な社会はどんどん清潔になった。白いペストさえも姿を消し始めた。１９４０年までに、米国の結核患者は半減した。

　次に寿命を延ばすために活躍したのは、抗生物質だ。衛生状態が改善されても、感染症が死をもたらす脅威であることに変わりはなかった。多くの場合、生死の分かれ目は、その人のＤＮＡと免疫系が菌に対抗する力を首尾よく発揮できるかどうかにかかっていた。そして１９２８年、イギリスの生物学者アレクサンダー・フレミングがロンドンのセント・メアリー病院の研究室で顕微鏡をのぞき込んでいるときにおかしなことに気がついた。彼が研究していた細菌がシャーレの中で成長を止めていたのだ。原因は、シャーレの中に偶然、ペニシリウム・クリソゲナムという名前のアオカビの胞子がわずかに混入していたことだった。

特定のカビや細菌が共存しないことは当時からすでに知られていた。これらは人類が誕生するはるか昔、おそらくは何十億年も前から、細胞レベルでのせめぎあいを続けていたのだろう。しかし、この新たにわかった事実のおかげで、フレミングはアオカビを使って細菌を全滅させることができるのではないかと考えるようになった。「1928年9月28日、夜が明けたばかりの時間に目を覚ました私は、世界で初めて抗生物質を発見して医学界に革命を起こすつもりなどさらさらなかった」とのちにフレミングは語った。「しかし、私がやったことはまぎれもなくそうだったらしい」。彼はその物質を「カビのジュース」と呼んでいたが、のちにペニシリンという名前に改められた。

フレミングに残された作業は、何らかのワクチンか薬を作ることだった。しかし、化学者ではなかったフレミングは、なかなか実用化にたどり着くことができなかった。それから12年の歳月が流れた。オーストリアの薬理学者ハワード・フローリーとドイツ生まれのイギリスの生化学者エルンスト・チェーンのひらめきが事態を動かした。1941年、彼らが抽出に成功したペニシリンで、最初の患者の治療が行われた。薬が大量生産され、現在のように医師が抗生物質を処方できるようになるまでには、さらに3年かかった。

科学技術は加速度的に進歩し、ワクチンや抗菌薬が次々と誕生した。1947年にはクロラムフェニコール、１９４８年にはテトラサイクリン、１９５2年には初めてポリオの安全なワクチンが登場した。１９４０年から１９５０年にかけて、医師が一般的に使用する薬の種類は倍以上になり、有史以前から人類を苦しめてきたひどい病気も次々と減少に転じた。平均余命も大きく延びた。１９００年から第二次世界大戦までに、米国人の平均寿命は26年も延びた。過去30万年の2倍近くの長寿化が実現されたわけだ。

それにもかかわらず、人間は今も死ぬ。だが、死ぬ年齢は上昇し、死因も多様化した。１８９９年にがんは米国の死因のトップ5にも入っていなかった。[3] あまりに珍しい病気だったため、高名な外科医ロズウェル・パークがいずれがんは米国で最大の死因になるだろうと発言したときも、医学界はパークが現場に疎いからそんなことを言い出すのだと受け止めた。しかし１９５０年には、がんは米国の死因第2位になった。一世代の間に、60歳まで生きる人の数は倍近くになった。いいニュースではある。ただし、以前はまれな病気だった心臓発作、がん、脳卒中などが増えている点は問題だ。寿命が延びるほどに、新たに死因となる病気が登場する。

このような状況は、これまでにないまったく新しい学問を生み出した。老年学(ジェロントロジー)だ。これは、免疫学の基礎を築き、ノーベル賞を受賞したロシアのイリヤ・メチニコフが１９０３年につけた名前だが（ギリシャ語で老人を意味するgeron（ジェロン）から派生している）、当時は老年に達する人の数が少なく、あまり需要はなかった。

しかし、現在は状況が一変している。米国老年医学会のような組織が設立され、ジェームズ・ビレンをはじめとする先進的な研究者たちが体や脳の老化についての研究を始めた。

老年学はすぐに、加齢が関連するあらゆる分野に広がった。薬理学、公衆衛生、心理的影響の研究、経済学および老年社会科学などだ。しかし、老年学者たちにしろ、生物学的な応用分野の研究者たちにしろ、何が老化の本当の原因となっているのか、どうすれば老化を防げるのかという問題には関心がなさそうに思える。老年医学の関連分野も、記憶力や身体能力、体力の低下、あるいは骨粗しょう症、関節炎、心臓病、糖尿病など加齢につきまとう機能低下や健康を蝕むあらゆる病気の治療と対応には力を入れているが、老化を食い止める方法を考える人間はいないようだ。

老年学者たちにとってはそれも当然と言える。老化が体の自然な営みだということは周知の事実だ。まともな医師なら、老化を阻止する方法を本気で考えようとは思わないだろう。結局のところ、橋も、道路も、機械も、イヌも、ネコも、山や谷さえも、形あるものはいつか壊れる。それが自然の摂理だ。偉大なる命の輪。人間も例外ではない。

もちろん、長生きな人はいる。漠然とだが、遺伝子や個人の習慣の良し悪し（運動や適切な食生活、過食や酒の飲み過ぎ）は寿命に影響を与えると考えられている。だが、死は間違いなく誰にでもやってくる。老化は、十分に長生きすれば誰にでも起こる。私たちが望むことができるのは、せいぜい加齢に伴って出てくる症状を治療してもらうことくらいだ。もしあなたが幸運なら、死亡記事に「自然死」と書いてもらえるかもしれない。つまり、寿命をまっとうしたということだ。だが、老化を遅らせたり、若返らせたりするのはどうだろう。それはＳＦの世界の話で、真面目な研究の対象にはならない。

戦後の医学界はずっとこのような流れにいる。寿命は延び続け、１９６０年代に平均余命は70歳に迫り始めた。しかしここに来て、長生きしたためにがんに命を奪われる人が増えた。心臓病の患者数もうなぎ上りだった。１９６８年には心臓病を原因とする死者が10万人あたり３５０人を超え、過去最高を記録した。感染症による死者が多い時代がずっと続いていたため、心臓病と喫煙（その時代には誰もがタバコを吸っていた）、高コレステロール血症、あるいは高血圧との関係に医療の専門家たちも気がついていなかった。心臓病はこれまでに死因の上位に来たことがなかったからだ。

しかし心臓病が主な死因の一つになったことを受けて、生命科学分野の研究者たちは高血圧や動脈硬化が血管や心臓にどのようにダメージを与えるかに目を向け始めた。彼らはすべてを理解していたわけではない。１９５０年代から60年代の医師は、脳に十分な血液を送るために高い血圧を患者の体が必要としており、そのために血圧が上がると考えていた。だが、β受容体遮断薬などの血圧を下げる薬が開発されるにつれ、高血圧は実は体にとって必要ないことがわかってきた。高血圧はただ血圧が高いだけの状態で、人間の血管を痛めつけ、使い古したタイヤのようにボロボロにする。60代、早ければ50代で男性は急性冠動脈血栓症や心筋梗塞に襲われることがある（女性の方が頻度は低い)。運悪く突然の落雷に見舞われるようなものだ。アイゼンハワー大統領は執務中に2回の心臓発作を起こし、最終的には1969年にこの世を去った。さらにルイ・アームストロングが1971年に、J・エドガー・フーバーが1972年に、リンドン・ジョンソン大統領が1973年に心臓発作で亡くなった。

こうして、心臓を守ることが医学界の急務になった。1967年12月15日にタイム誌の表紙を飾ったのは、世界初の心臓移植手術を成功させたクリスチャン・ニースリング・バーナード医師だった。タイム誌は彼を「新時代」の外科医と呼んだ。心臓移植はとんでもない暴挙とも、新たな難敵に打ち勝つためのしごくもっともな手段とも思われた。ただし、この手術は万能ではなかった。ほとんどの患者は、心臓病や脳卒中や糖尿病やがんが新たな死因になるだけだった。残念なことだが、他に何ができただろう。

研究者たちにはいくつかの案があった。抗生物質という画期的な大発明と戦後の分子標的薬の開発を足がかりに、彼らは新たな知見を取り入れつつ、ワクチンや抗生物質の効果が期待できない新しい病気の症状を治療したり、ダメージを抑えるような薬の開発に取りかかった。最初のβ受容体遮断薬が発売されたのは1958年だった。これらの薬にはうっ血性心不全や高血圧によるダメージを抑えるために利尿作用のある成分が配合された。さらに、高血圧、心不全、糖尿病性神経障害の治療薬として、カルシウム拮抗剤やACE(アンジオテンシン変換酵素)阻害薬などが次々に登場した。医薬品業界が他にもたくさんの種類がある「血管収縮」剤を世に送り出すパイプは太くなるばかりだった。

薬の開発は少しずつ進んでいたものの、感染症のときのように病気を一掃できる画期的な特効薬やワクチンは生まれなかった。その理由は、新しい死因となった病気ははるかに複雑だったからだ。定義によれば、感染症は体外のウイルスまたは細菌による攻撃を体が受けている状態だ。つまり病原体をやっつければ、病気は治る。だが、新たな死因となった病気は事情が違う。これらは複雑で不可解な体の仕組みから生じているからだ。喫煙や乱れた食生活などの外的要因が影響している可能性も少なからずある。しかし、糖尿病やがん、心血管疾患で死ぬ人が多いのは、単に年をとって、衰えがあらわになったせいだろう。

薬の開発は新たな壁にぶつかった。これらの病気を撃退できる武器は見つからない。老化に対して薬ができることと言えば、周辺を少しずつ何とかしていくくらいのことだ。

もちろん、これらのことがすぐに明らかになったわけではない。１９７１年にリチャード・ニクソン大統領ががん対策法に署名してがんとの闘いを始めたときは、ジョン・ケネディ大統領が月を目指したときと同じような空気が漂っていた。そのときには資金と頭脳と技術が惜しみなくつぎ込まれ、結果として人間は月面でゴルフをすることができた。

問題は、月に行くときに必要なのは主に工学と物理学だという点だ。病気を扱うのは生物学だが、生物学は工学よりもはるかに気まぐれな難物だ。当時の研究の最前線では、がんは一つの病気だと考えられていた。それから40年が経ち、研究者たちは１００種類以上のがんが存在し、それぞれに異なる治療が必要だということを身をもって学んだ。

とは言え、研究の成果がまったく出なかったわけではない。２００８年には心臓病は半減し、脳卒中は３分の１まで減少した。工夫を凝らして治療効果を高めた新薬の登場と病気の早期発見によって、がんは13年間で21パーセント減った。[4] ジェネンテック社では、１９８０年代から90年代にかけて、ハーバード・ボイヤーとアーサー・レビンソンのチームが遺伝子組み換え技術を使ってＤＮＡを切断し、糖尿病、心臓病、結腸がん、卵巣がん、直腸がんにウイルス／分子レベルで作用する薬を開発した。レビンソンが率いるジェネンテック社は、早い時期からトラスツズマブ（ハーセプチンの一般名）のようなモノクローナル抗体を開発していた。モノクローナル抗体は特定のがん細胞を探し出して破壊する薬だ。トラスツズマブなら、乳がんに効果を発揮する。この薬を使えば、放射線や化学療法による全身へのダメージを抑えることができる。これらの薬の登場によって、数百万人の人々が命を延ばしてきた。しかし、負の側面もある。人々が以前に比べて長生きするようになったのは確かだが、必ずしもより良い人生を送れるようになったとは言えないことも少なくないからだ。

4　忍び寄る老いの影

１９００年に65歳以上の米国人は全部合わせてもわずか３１０万人だったが、２０１０年の米国では４０００万人以上がその年齢に達している。ベビーブーム世代は、親世代の多くがスタチンやβ受容体遮断薬、抗凝血剤、糖尿病治療薬のおかげで生き長らえたものの、同時に彼らが少しずつ衰え、入退院を繰り返し、やがては次々に増える老人ホームで暮らすようになるまでの様子も目にしてきた。せっかく長生きしても、すっかりもうろくし、介護施設であの世からのお迎えを待つばかりなら、誰がそんな晩年を望むだろう。

一方で、一世代前なら、とっくの昔にみんなあの世へ行っていたような高齢者の生活を支えるための費用も年を追うごとにかさんでいる。しかし、高齢者が存在する以上、社会保障制度と医療保険制度が総動員され、製薬業界が潤い、かつてないほど大勢の患者が病院に送られることになる。

２０１０年に米国立衛生研究所（ＮＩＨ）は、２０２０年に米国のがんの治療費は年間１５７０億ドルを突破し、特に高齢のがん患者が突出して増えるという予測を出した。同じことは昔から多い心臓病や関節炎の治療にも、新たに増えている認知症にも言える。年をとって体はまだ大丈夫でも、脳は衰えていく。世界では３５００万人が認知症と診断されており、この状況が続けば２０５０年には患者が3倍の１億１５００万人に達すると世界保健機関の専門家は予測する。では、その治療費はどれくらいになるだろうか。推定では年間６０４０億ドルとされている。全世界のＧＤＰの１パーセントにあたる数字だ。

だからと言って、これらの治療を受けずにさっさと死にたいとは誰も思わないだろう。このような状況はいつまで続くのか。多くの専門家たちは、大勢の高齢者を抱えてボロボロになった世界を単純にイメージしている。一方、老年学者たちは、ベビーブーム世代が作り出した、次世代を破綻させかねない経済的な大穴に、人口の少ない若年層がどのように対応するかについて考えている。これは米国に限らず、西欧諸国や日本など、いわゆる先進国に共通する問題だ。日本では、すでに赤ちゃんよりも高齢者の方がたくさんオムツを消費しているという現状がある。

政治家たちはこのとびきり皮肉な状況を把握している。長生きすれば、新たな病気の患者が大量に発生する。そして、ベビーブーム世代はそのような結果を歓迎しない。彼らは体の衰えについて嫌というほど知っている。さらに、老年学者たちは数字を使って具体的に詳しい説明をしてくれる。

80歳になると、20歳の頃に比べて最大肺活量が40パーセント低下する。40歳前後で老眼によって近くが見づらくなり、75歳になれば心拍数が25パーセント減少する。60歳男性の筋肉量は30歳当時に比べると半減し、椎間板はすり減ったり、出っ張ってきたり、ヘルニアを起こしたりすることが多い。骨はもろくなり、血管がねじれる。関節炎や骨粗しょう症もこっそりと忍び寄ってくる。70歳になると記憶力と反応時間に陰りが見え始める。しかも、きわめて健康そうに見える人々にもそれが起こるのだ。

おかしなことに、そんな話を聞いてもベビーブーム世代は意気軒昂だ。すべては可能性の話だ。そうだろう？　それなら、老化を止めて若さを保つ方法があるはずじゃないのか。過去1世紀のあらゆる医療の進歩は、進歩がさらに繰り返されることを証明しているのではないか。具合が悪くなったら医者に行って、治療してもらえばいいというのがベビーブーム世代の発想だ。それがいつもの彼らのやり方だからだ。注射、抗生物質、錠剤、人工膝関節手術、ＭＲＩ――薬や治療などの解決策がいつもあった。少なくとも期待することはできた。ベビーブーム世代は生まれながらに恐れるものなどなく、いかなる状況であれ現状維持は受け入れられない。

それにもかかわらず、実際のところは分子レベルで進んでいる老化そのものを思い通りにすることはできない。最近になって、ようやく主流派の研究者たちがこの複雑な問題に取り組み始めた。正直に言えば、老化とは何なのかを本当に理解している人間はいない。病気なのか。いくつかの病気が重なっているのか。光より速く移動することができないのと同じような、自然界の動かぬ掟なのだろうか。

１９６１年に、米国の解剖学者レオナルド・ヘイフリックは、生きているヒト胎児細胞をシャーレに入れて細胞分裂させると、40～60回の分裂を繰り返したところで分裂が完全に止まることを発見した。これはヘイフリック限界と名付けられ、死は止めることのできない、自然な過程であるという考えが裏づけられた。

２０１３年、世界中の10カ所の有名大学と研究機関の研究者たちが科学雑誌セルに「老化の証（The Hallmarks of Aging）」と題する論文を発表した。この論文では、ゲノムの不安定化、ミトコンドリアの機能低下、幹細胞の枯渇、細胞の老化など、体の衰えについて多角的に詳しく紹介している。フリーラジカルによる老化説では、悪さをする酸素が小型爆弾のように執拗にＤＮＡにダメージを与える過程について説明され、テロメア説は、細胞が分裂するたびに細胞に残された寿命が短くなり、分裂を繰り返してやがては複製できなくなると主張する。ＤＮＡ修復説は、年を取るにつれて細胞を修復する能力が落ちると指摘する。科学者の間では、侵略者のレトロトランスポゾン（遺伝子を複製するろくでもない断片）のせいでＤＮＡのはたらきや細胞間の情報伝達が妨げられたり、細胞内のミトコンドリアが変異したりしているのではないかという意見もある。これらのどれか、またはすべてが、私たちみんなの避けがたい死の源泉になっているのかもしれない。

老化は、古くなった機械のように、年を経るごとに体の細胞が壊れていくという単純な話ではないと研究者たちは考えている。そう、太陽からやってくる放射線や飲食物に含まれる化学物質、身体・精神的なストレス、悪玉酸素（フリーラジカル）のようなそこら中にいる悪者の手によって、毎秒のように（1個の細胞につき1日に1万回、つまり全身では1日に100京〈1京は1兆の1万倍〉回も）全身のDNAにダメージを与える残酷なハンマーが振り下ろされているのだ。だが、まだ話は半分しか終わっていない。進化によって驚くほど能力を高められた分子システムがこのダメージを修復し、体は問題なく機能し続ける。しかし、年を取ると、この修復メカニズムそのものがうまく働かなくなり、破壊工作が加速する。

DNAは料理のレシピのようなものだと思ってもらえばよいかもしれない。DNAが細胞を複製するための情報を持っているだけでなく、細胞そのものの操作説明書のような役割を果たすことはずっと以前から知られていた。シェフがレシピを見て正しい材料を組み合わせ、時間と手順を守って素晴らしくおいしいスフレを焼き上げるようなものだ。若い間は、レシピは問題なく再現される。だが、だんだんレシピが使い古されるにつれて、バターの汚れがついて文字が読めなくなったり、さじ加減が変わったりするようになる。あるいは、料理人がレシピの手順を勝手につけ足したり、手順を省いたりして、内容が省略されるかもしれない。そうなれば、スフレはきちんと焼き上がらない。

つまり、ＤＮＡの劣化は我々の生死に関わっている。少なくとも、多くの研究者はそのように考えている。ＤＮＡにダメージが蓄積するほど、たんぱく質やリボソームや酵素が若い頃のように機能しなくなり、死がより近くまで忍び寄ってくる。筋肉やコラーゲン、白血球、心臓細胞、神経周膜を形成するためにＤＮＡに書き込まれた手順が乱れ始め、結果としてたんぱく質は本来のような構造をつくれなくなる。やがて個々の細胞が機能不全を起こし、さらなる悪循環に陥る。

場合によっては、細胞が自らを有害無益と判断し、自殺することもある。これはアポトーシスと呼ばれる。細胞が自らを殺すのは、進化の過程でがんの発生を抑えるためだったという説もある。がんは細胞が異常化して手に負えない勢いで増殖する病気だからだ。アポトーシスは、毎週やってくるごみ収集車のようにダメージを受けた細胞を短期間で排除できる画期的な方法で、若いうちはそれでうまくいく。だが、年を重ねるうちにこの仕組みそのものがうまく機能しなくなって、ごみ収集車はやって来なくなり、たくさんの死んだ細胞やダメージを受けた細胞が取り残される。

さらに、ダメージを受けたすべての細胞が自己修復または自殺するわけではないこともわかってきた。一部は単に「老化」するのだ。役には立たないが、生きてはいるため、死んだ細胞として捨てられることはない。ただしこれは、テレビドラマ『ウォーキング・デッド』に登場するゾンビのように、トラブルの種以外の何物でもない。そして、長い時間が経つうちに、そのような細胞が蓄積される。自殺する細胞とは違って、老化細胞はがんの原因になる恐れがある。高齢になるほどがんが増える理由はそのためではないかという説もある。がんの原因にならないとしても、異常が起きたDNAは体が必要としないたんぱく質や酵素を作ることがある。ならず者のように、体内の健康な細胞を荒らし回り、ただでさえ加齢のせいで弱った体にさらに負担をかける。ついには、聴力や視力が衰え、脳をはじめとする主な器官の機能が低下し、体が弱り、心臓が止まり、私たちは死ぬ。

こと老化に関する限り、ニーズには事欠かない。健康に長生きしたいという欲求はとてつもなく強く、市場は巨大だ。だが、誰も逃れられない死を相手に、本気で取り組もうとする意志を持ち合わせている人間はいるのだろうか。

結論を言えば、存在した。

Part 2

意志

ぼくは充電されたからだを歌う。

——————ウォルト・ホイットマン、草の葉

5　キャリコ

2012年10月18日の夜は、シリコンバレーの夜がよくそうであるように暖かく、雲一つなかった。アップル会長のアーサー・レビンソンは、スティーブ・ジョブズの未亡人であるローレン・ジョブズに会うため、サンフランシスコから車を走らせてきた。ローレンに会っていくつかのことを確認した後、レビンソンは古びたレクサスに乗り込み、ラリー・ペイジの家でみんなと夕食をとるためにパロアルトへ向かった。

途切れ途切れに、レビンソンはペイジとの約束に思いを巡らせた。彼は懐疑的だったが、それはいつものことだった。たいていのことは疑ってかかる。しかし、あの特別なアイデアは――。うーん、おもしろい。実におもしろい。

数週間前に、ビル・マリスからレビンソンに連絡があり、今夜のディナーが設定された。ペイジはセルゲイ・ブリンと一緒にグーグルを立ち上げた。1年ほど前、ペイジはまだ黎明期だった2001年にグーグルCEOの座を譲ったエリック・シュミットから、再びCEOの役職を引継いだばかりだった。マリスは、2008年からウーバーやネスト、23アンドミーをはじめとする多数の最先端を行く新興企業に数億ドルの資金を投資してきたグーグル・ベンチャーズ（GV）社のトップだ。これらの企業のおかげで、マリスはシリコンバレーで最も成功したベンチャー投資家の一人になった。

マリスはレビンソンに連絡を取り、自分のアイデアについて話した。マリスはそのアイデアがやや常識外れかもしれない、いや、かなり常軌を逸していると思われるかもしれないこともわかったうえで、レビンソンの意見を聞きたがっていた。彼は老化、あわよくば死そのものまでを抑え込む新会社を立ち上げたいと考えていたのだ。

レビンソンは、漠然とだが、長生きのための様々な取り組みが行われていることを知っていた。レイ・カーツワイルの斬新な長生き論を耳にしていたし、オーブリー・デ・グレイがあちこちで行っている老化撲滅のための研究についても把握していた。彼は米国老化研究所（NIA）、ハーバード、MITなどこの問題にちょっかいを出そうとする組織を信用していなかった。しかし、これはまったく別物だ。ここにはグーグルが関与している。ブラックホールが重力で光を曲げるように、グーグルは文化と経済の構造を曲げる力を持っている。

レビンソンがそのことを知っていたのは、彼もつい最近までグーグル経営陣の一員だったからだ。これは、国から補助金をもらって、わずかばかりの数のマウスに迷路を走り回らせ、論文でその結果を大げさに書き立てる、三流どころの研究プロジェクトとはわけが違う。グーグルにはたっぷりと金があり、本物の優れた頭脳がそろっている。つまり、ここで行われた取り組みは何であれ、大きな影響力を持つことになる。

マリスはペイジに尋ねた。「アーサーは話をしたがっていたのか」。

「そうだ。彼は話をしたがっていた」。

ビル・マリス

ビル・マリスは胸の高鳴りを抑えられなかった。彼は少し前からこの壮大な計画のアイデアを温めてきたが、アーサー・レビンソンのような大物が興味を持ったことは、単なるアイデアが実現に大きく近づくという意味があった。

マリスは2000年代後半に、世界中の医療関連企業がコンピューター診断に関する企業を立ち上げたり、健康改善のためのハイテクハードウェア機器の開発に取り組んでいるらしいことに気がつき、このアイデアを思いついた。生物学とコンピューター科学が融合しつつあることは明らかだった。さらに、マリスはヒトゲノム計画が進められていた2000年にJ・クレイグ・ベンターがやり遂げた仕事からもこのアイデアのヒントを得ていた。ベンターはＤＮＡ分子が伝えようとするメッセージを数字に置き換える作業にコンピューターを導入することに積極的だった。それが意味するところは、研究者たちが、少なくとも理論的には、あらゆる手段を集めてヒトゲノムの謎を解明することになるということだ。そして、足りない部分があれば、そこを補う薬も用意できるはずではないだろうか。

だが、アイデアがあることと、それを実現することはまた別の話になる。だからこそ、レビンソンが重要なのだ。正直に言えば、アップルの会長であり、世界初のバイオテクノロジー企業ジェネンテックのＣＥＯ兼会長であるアーサー・Ｄ・レビンソンを捕まえるチャンスがあろうなどと、マリスは思ってもいなかった。

グーグル・ベンチャーズの同僚で医療生体工学者のブレイク・バイヤーズから、老化を治療するための会社を作る人間がいるとしたら、レビンソンしか考えられないとマリスは聞かされていた。バイヤーズがそのことを知っていたのは、父親のブルックがクライナー・パーキンス・コーフィールド・アンド・バイヤーズ（ＫＰＣＢ）の創設者の一人だったからだ。ＫＰＣＢは間違いなくシリコンバレーで一番力のあるベンチャーキャピタルであり、アップル、グーグル、アマゾン、ジェネンテックにも早い時期から投資していた。ジェネンテックは製薬業界に革命をもたらしただけではなく、マイケル・クライトンのベストセラー小説『ジュラシック・パーク』のヒントにもなったほどの存在だ。シリコンバレーの誰もが、ジェネンテックが1980年代、1990年代、そして2000年代にどれほどの発展を遂げたかを知っていた。その実績を考えれば、レビンソンは有力な候補だ。だが、バイヤーズはレビンソンがマリスのアイデアに関与したがらないだろうと確信していた。62歳になったレビンソンはすでにジェネンテックから手を引き、アップル以外のこれまで関わってきた企業での活動も縮小を進めていた。

「彼は無理だ」とバイヤーズはマリスに言った。「誰か他を当たるんだな」。

「待ってくれ」とマリスは言った。「アーサーの意見を勝手に決めつけるのはやめよう。彼に探りを入れてみればいいんじゃないのか。アーサーに興味がないなら、そう言ってもらえばいい。それ以上悪いことは起こりっこないだろ」。

アーサー・レビンソン

アーサー・レビンソンは世間一般ではそれほど知られていないが、経歴は素晴らしい。控えめな性格だが、シリコンバレーや製薬業界で彼のことを知らないものはいない。ジェネンテックはシリコンバレーの企業の中でもヒューレット・パッカードやインテルと並ぶ最高峰に位置づけられている。製薬が素晴らしく進歩した20世紀にハーバード・ボイヤー、スタンレー・コーエン、ポール・バーグが遺伝子組み換えを発明した後で、ジェネンテックは生まれた。ボイヤーがフリーのベンチャー投資家ロバート・スワンソンに声をかけられ、1976年に同社の設立に向けて動き出したのだ。ジェネンテックの誕生は医薬の世界に革命を起こした。会社設立から数年後の1980年に、ボイヤーは当時カリフォルニア大学サンフランシスコ校の新進気鋭の博士研究員だったレビンソンを採用した。それから15年もたたないうちに、レビンソンは同社を経営する立場になった。

彼が経営にふさわしかったからというだけの理由ではない。彼は一流の分子生物学者でもあった。プリンストン大学で生化学の博士号を取得し、80本以上の科学論文を発表し、11件の特許を取り、米国の科学者にとって最大の栄誉とされる国家技術賞をはじめとする数々の賞を受賞していた。2006年、バロンズ紙はレビンソンを「世界で最も尊敬を集めるCEO」の一人に選出し、ウェブサイト「グラスドア」は93パーセントの支持率を得た彼を2008年最高のCEOと評価した。

アーサー・レビンソンが子供だった頃の写真がある。7歳前後の写真だ。金髪をくしゃくしゃにして、前ボタンのフランネルの縞模様のパジャマを着ている。いかにも1950年代後半の百貨店、ジェイシーペニーの子供服売り場から買ってきたようなパジャマだ。

レビンソンにはそんな子供時代の面影が残っている。『名犬ラッシー』のティミー少年、あるいはテレビドラマ『ビーバーちゃん』の主人公のように、彼には懐かしい1950年代を彷彿とさせる雰囲気がある。だが、レビンソンはただものではない。かつてはジェネンテックとアップルとグーグルの経営陣に同時に名を連ねていた人物なのだ。ジェネンテックでレビンソンと一緒に働いていたボブ・コーエンは、レビンソンが他社のCEOを連れて会議室に入ってくることに一度も不安を持ったことがなかったという。レビンソンが会議の参加者の誰よりも頭が切れることを全員が知っていたからだ（レビンソンは、おそらくそれは自分の知性の問題ではなく、CEOたちの意見に対するコメントではないかと語っている）。

「少年のような」という表現はレビンソンに似つかわしくない。彼は知識も経験も豊富だ。ボーイスカウトのような雰囲気は漂っているかもしれないが、同時に人の心をがっちりつかむ魅力と、彼がこれほど礼儀正しくなければ、ぶしつけともとられかねない無邪気な正直さも持ち合わせている。人柄の評判の良さとは裏腹に、レビンソンは自分がしたくないことは絶対にしない。その点については頑ななほどだ。彼には彼なりの考え方があり、他の人々からはどう見ても当然だと思えるようなことにも賛成しないことはめずらしくない。

1980年にレビンソンがハーバード・ボイヤーと最初に膝を交えたときに、レビンソンの友人や大学の仲間のほとんどはさっさと逃げ出すように忠告した。当時は、学問と生物学の世界に身を置きながら、商売に手を出すような人間はいなかったからだ。ネイチャーやセルやサイエンスといった査読のある専門誌に掲載されるような研究を行い、学問のピラミッドの頂点を目指すというのが正しいとされる生き方だった。もしどこかの企業で研究が実用化されるようなことがあったとしても、商売で手を汚すのは銀行家やら企業幹部やらの役目で、学者たるものは純然たる心と理性を保ち、拝金主義などには惑わされず、純粋に知識を、知識のみを追求するべきだと考えられていたのだ。

特に、ボイヤーとスワンソンがジェネンテックを立ち上げたとき、ビジネスの世界に飛び込んだボイヤーは生き地獄を味わった。ボイヤーの画期的な研究の評価は高かったが（あるいはそのことも一因だったのかもしれないが）、学者仲間の一部は彼をひどい背信行為を犯した裏切り者とみなした。

ボイヤーに対する人々の扱いを知ったレビンソンは、ひどく心を痛めた。だが、攻撃の矛先が彼自身に向いたとき、レビンソンは本当にうんざりした。彼がジェネンテックへの入社を決めると、担当教授の一人は正面切って彼にこう言った。「君のふるまいにはほとほと愛想が尽きたよ。私としては、君の顔を二度と見たいとは思わないね」。

レビンソンにとって、教授の言葉はビジネスの世界に飛び込む意思をさらに固める結果にしかならなかった。彼には自由主義的な傾向があり、気に入らない相手にはがまんができなかった。レビンソンは結婚した当初から妻のリタに対して申し訳なく思っていた。２人でそろって近所の集まりに出て、誰かから見下した態度で横柄な言葉をかけられると、我慢できずに相手に怒りをぶつけることもあったからだ。そんなときには、事態がこじれる前に、リタが出てきて彼を落ち着かせた。どうすればよかったのか。彼は流れにさからうことを好んだ。間違いなくＤＮＡのせいだ。

そんなわけで、ジェネンティックに入社することになったときも、レビンソンはそこに金を出しているのが投資家か、政府なのか、財団なのかはまったく気にしなかった。科学者や研究者たちは鼻であしらって、あきれて、舌打ちでもしていればいい。みんなが一緒になってある流行を追うときや、大勢が同じ考えに従って動いているとき、レビンソンはそれを絶対に疑問を持つべきサインだと考える。彼はまったく気難し屋ではない。それどころか、シアトルで医師をしていた彼の父親はいつも息子に、一生懸命働け、正直であれ、と教えていた。「いい仕事をする」というのが彼のモットーだ。「才能を無駄にするな」というのも。彼の母親は、社会の一員として礼儀正しくふるまうことの重要性をレビンソンに教え込んだ。だが、それは自分の流儀を貫いてはいけないという意味ではない。私たちは迷える羊ではない。多数派に追従するべきではないし、少なくとも最初の原則に立ち返って、十分に考えることをせず、盲目的についていってはならない。

かなり後になって、ジェネンテックで出世の階段を上っていたレビンソンは、スティーブ・ジョブズに出会い、最終的にはアップルの一員になった（訳注　2000年に取締役就任）。その後の2004年にレビンソンはグーグルの経営陣に加わるように請われ、アップルとグーグルの方向性がぶつかるようになるまで、5年間両社の取締役を兼任していた。しかし、2011年にスティーブ・ジョブズが死去し、アップルの会長に就任した後も、レビンソンはグーグルのペイジやブリンやシュミットと良好な関係を保っていた。それがレビンソンの生き方だった。彼はみんなとうまくやっているように見えた。

6　ディナー

アーサー・レビンソンが世間一般でイメージされるような生粋の科学者でないのと同じように、ビル・マリスも複雑な計算ばかりしているようなベンチャー投資家のイメージからはかけ離れている。マリスは筋金入りの理想家で、グーグルの上層部が彼を気に入ったのもそんなところだ。

彼はニュージャージーの大家族の家に生まれた。父方の祖父母はどちらも耳が聞こえず、手話を使って会話をしていた。彼が子供時代を過ごしたのは１９８０年代だったが、彼の両親はとにかく金がなく、ケチャップとお湯を混ぜてトマトスープを作っていたことを彼は覚えている。そんな経験をしてきたにもかかわらず、人間は金持ちになるために生まれてきたのではなく、人間性を高めるために存在するというのがマリスの信条だ。

だから、彼が26歳のときに祖母が認知症を患って衰弱し、父親が脳腫瘍によって67歳で死んだ様子を目の当たりにして、彼は大きなショックを受けた。うまくいっているかのように思えた人生は、一瞬のうちに暗転し、人生最悪の日が訪れたのだ。そこから彼は何よりも大切なのは健康だと考えるようになった。さらに、彼自身の祖母が、あるいは他の高齢者たちが少しずつ正気を失う病になぜ苦しむことになったのか、父親の脳がなぜがんに冒されたのかに疑問を持った。どうして人間はいつか必ず死ぬのだろう。

老化のあらゆる症状を、老化という名前で呼ばずにホワイトボードに書き出したとしたら、いずれ死に至る遺伝子異常による病気のように見えることがわかる。科学の力をもってすれば、そのような病気の進行を食い止め、あわよくば以前の状態に戻すことさえできるかもしれない。だが、もしその通りだとしても、どこの会社がそんなことに取り組んでいるだろう。

マリスはあたりを見回して、そのような会社は存在しないという結論に達した。2012年のことだ。オラクル社の共同設立者であるラリー・エリソンの医療財団やバック老化研究所など、がんやアルツハイマー病のような老化によって引き起こされる病気を撲滅する方法を探る非営利団体はいくつかあったが、どこでも根本的に問題を解決できるような十分な成果は挙がっていなかった。さらに悪いことに、エリソンは15年以上にわたってすでに3億5000万ドル近い資金をつぎ込んだにもかかわらず、見合うような成果がまったく出なかったため、今後の老化防止プロジェクトへの資金提供の中止を決めたばかりだった。エリソンがオラクルで得た利益の多くはブラックホールに吸い込まれて消えたも同然だった。

つい5年ほど前までは、ＮＩＨの高官たちや学術界の重鎮たちは老化の研究など頭がどうかしていると考えていた。まともな研究者がまじめに取り組むような問題ではない。米国食品医薬品局（ＦＤＡ）は老化を病気だとみなしてさえいなかったのだ。病気扱いをされていないのだから、治験など行われるはずもない。ＦＤＡの治験が行われないとしたら、一体どんな理由で真剣に科学を追求し、役に立つ治療法を開発しろと言うのだろう。

マリスがレイ・カーツワイルに会ったのは、ちょうどそんなことばかりを考えているときだった。マリスはすでにこの有名な未来学者の発明やドキュメンタリーや講義について耳にしており、『The Singularity Is Near』（邦題「シンギュラリティは近い」、ＮＨＫ出版）、『Fantastic Voyage: Live Long Enough to Live Forever（素晴らしい航海――永遠に生きるために長生きする）』、『Transcend: Nine Steps to Living Well Forever（超越――永遠に生きるための九つのステップ）』といった彼の著書も読んだことがあった。カーツワイルはＩＴエリートの間ではある種の崇拝を受けていた。２００８年に、彼とXプライズ財団を考案したピーター・ディアマンディスがシンギュラリティ大学のアイデアを思いついていた。

「シンギュラリティ」とは、カーツワイルが考え出した言葉で、２０４５年までに人工知能を超える超知能の急速な台頭をきっかけとして技術成長が爆発的に進み、人間社会が言語に絶するほどがらりと変貌することを表している。そこで、ディアマンディスは、あらゆる職業と科学と文化に携わる人々がシンギュラリティの到来する未来に備えられるようにするための大学を作ることを提案した。彼は計画に加わるようにカーツワイルに誘いをかけた。ラリー・ペイジはこのアイデアに賛成し、グーグルはシンギュラリティ大学の最大の支援者になった。ジェネンテックもその動きに追随した。

カーツワイルは、シンギュラリティを実現させる人工知能が、死の問題をも解決すると信じていた。カーツワイルの意見は、本気で老化に立ち向かう会社を作る時期が来ているというマリスの信念を後押しした。彼が長生きについてのアイデアを広めるようになったのはこの頃からだ。当初のマリスの計画は、グーグル・ベンチャーズの資金を利用した助成金提供団体を設立し、50人の本当に優秀な科学者たちに1人あたり200万ドルから300万ドルを気前よく与えて、どんなことができるのかを見てみようというものだった。だが、すぐにマリスはバック研究所やエリソンの財団が本当にこの仕事をやり遂げるために必要な力も関心も持ち合わせていないことに気がついた。

次に彼が考えたのは、営利団体としてグーグル版NHIを立ち上げることだった。科学者の集団を雇って、老化の問題に取り組ませるのだ。マリスは自らが研究所の運営を手がけることまで考えていた。しかし、考え続けていくうちに、これほど大規模かつ複雑な営利目的のベンチャー企業を運営するには、相当な額の資本、ざっと見積もっても5億ドルほどが必要になるであろうことに気がついた。マリスはグーグル・ベンチャーズでそれなりの金を動かす力を持っていたが、それでも数千万ドル程度の話で、まったく及ばない。資金を用意したければクライナー・パーキンス、アクセル・パートナーズ、インテル・キャピタルなど外部のベンチャー投資家の力を借りることになるが、そうなればまったく次元の違う話し合いをしなければならなくなる。

マリスがグーグルで最も高く評価してきた人物の一人が、クライナー・パーキンスの会長で長らくグーグルの取締役を務めていたジョン・ドーアだ。ドーアに比べれば、自分など駆け出し同然だと当時30代半ばだったマリスは思っていた。60代になってまもないドーアは伝説の投資家だった。バラク・オバマ大統領時代には、リーマン・ショック以来景気の後退が続いていた経済を立て直すため、国の経済回復諮問委員会に指名された。ドーアは国道101号線の玉突き事故よりもたくさんのシリコンバレーのベンチャーの事業計画書を目にしてきた。

ドーアに会う前、マリスは自分の一大構想の骨子をまとめたプレゼンテーション資料を作成すれば効果があるかもしれないと考えていた。彼は失敗しないように、自分の考えを説得力のある形にしたかった。失敗するにしても、ドーアならまずいところを指摘してくれるのではないかとも思っていた。

マリスがドーアと会ったのは、メンローパークにあるクライナー・パーキンスのオフィスだった。マリスはこんな風にドーアに話を切り出した。ジョン、あなたがビーチを歩いているときにランプを見つけて、そのランプには魔人が住んでいたとする。かなえてもらえる願いは三つ。それなら、最初に何を願う？　私たちがどうにもできないこととは何だ。時間だ。あなたの年齢を考えれば、残された時間はうまくいっても30年ほどだ。３６５日に30年をかけて、大体1万日ということになる（ドーアはここで気を引かれた。日数で示されると、年数で言われたときほど先のことには感じられないものだ）。だが、もっとひどい可能性だってある。残された人生がゼロだったとしたら。

マリスは、自分の父親が悪性脳腫瘍の診断を受けたときに担当医から聞かされた話をドーアに教えた。診断を受けた父親は、自分にはどのくらいの時間が残されているのかを担当医に尋ねた。担当医は自分は余命宣告はしない主義だと言い、その理由を話してくれた。かつて、彼は1人のがん患者に彼の余命はたったの6カ月だと告げた。１８０日間だ。そうか、と余命を告げられた患者は考えた。少なくとも、身辺を整理するくらいの時間はありそうだ。患者は特に問題もなさそうな様子で診察室を出ていった。そして、帰り道でバスに轢かれて死んだ。気の毒なこの男に残されていた時間は6カ月どころか、6時間もなかったのだ。

マリスが伝えたかったことは、当たり前のことなど何もないという事実だ。どういうわけだか原子や細胞が集まった結果として、私たちは存在している。私たちが一日一日を生きていることこそが天から与えられた奇跡的な賜物だ。だが、日ごとに時間の砂がこぼれ落ち、私たちの手にある賜物は小さくなっていく。そこでランプの魔人の出番だ。魔人さえいれば、人生の最後にまっさらな日々をたちどころに付け加えてくれるように願うことができる。言い換えれば、魔人が時計を止めて、若さと健康を保てるようにしてくれるわけだ。しかも永遠に。

さらに、マリスはこれが決してばかげた考えではないと念を押した。レイ・カーツワイルとの会話で、コンピューターが生命科学に革命をもたらしつつあることをマリスは再認識していた。セレラ社のクレイグ・ベンターのチームは、2000年にヒトゲノムの解読をすべて終えており、遺伝子が私たちに何を伝えようとしているのか、どのようにすれば遺伝子を修復できるのかを科学が解明するのは、もはや時間の問題なのは明らかだった。適切なリソースさえあれば、あとはランプの魔人がやってくれる。時間は金で買える。マリスは手で髪をかき上げ、期待をこめてドーアを見つめた。「これが私の説明しようとしている会社です」とマリスは言った。「どう思われますか」。

長い沈黙の時間が流れた。ドーアがこのアイデアを気に入らなかったわけではない。衝撃を受けていたのだ。「死がなくなるだと。少なくとも、ものすごく長生きできるようになる。本気なのか。こいつは驚いた」。ドーアはマリスに、これほど売り込みで心を動かされたアイデアは初めてかもしれないと言った。マリスは、ドーアに支援する気があるかどうかを尋ねた。「もちろんだ。自分の金も投資するつもりだ」。マリスはすでにグーグルの共同創設者であるセルゲイ・ブリンにも非公式にコンセプトを見せて、好感触を得ていた。ラリー・ペイジともこのアイデアを共有するべきだろうか、とマリスは聞いた。「そうするべきだ」とドーアは答えた。「もちろん、ラリーにも話すんだよ」。

ペイジもこのアイデアを心から気に入った。抜本的な変化を生み出す可能性を秘めた、遠大でとんでもない投資話。まさに彼の大好物だ。カリフォルニア州マウンテンビューに建つグーグル本社に集まる人々は、自分たちがひねり出したすごいアイデアを「ムーンショット」と呼んでいる。この言葉は、米国が10年以内に人間を月に送り込むことを宣言したジョン・ケネディ大統領の有名な1962年の演説に由来する。「私たちが月に行こうとするのは、簡単だからではない。困難だからこそ行くのだ」。ケネディはそう言った。この言葉はペイジにもまさに当てはまる。ペイジはマリスのアイデアをとても気に入って、グーグルが必要な資金を全額出すことまで提案した。その方がわかりやすくていい。

だが、そこで誰もが肝心な問題に引き戻される。こんな途方もない計画を引き受ける適任者はいるのか。もっと重要な点として、あの忌まわしい敵を本当に組み伏せることができそうなのは誰だろうか。

２０１２年10月18日にアーサー・レビンソンが死神退治について話し合うため、ラリー・ペイジの家を目指してシリコンバレーの高速道路をひた走っていたのは、そんなわけだった。

アーサー・レビンソンの到着を待つ

アーサー・レビンソンの来訪を待っていたペイジは、レビンソンの心を勝ち取るべく用意した案を見直していた。用心深いが行動力があり、負けず嫌いのラリー・ペイジは、会合がいい方向に進むことを願っていた。ペイジはグーグルで一緒に働いていた頃からレビンソンを信頼していた。これは重要なところだ。さらに、彼はレビンソンが薬学に非常に精通していることを知っていた。レビンソンは分子生物学を細部まで理解し、1995年に厳しい状態にあったジェネンテックのCEOに就任すると、同社を苦境から救い出した。そして、ペイジと同じく、レビンソンはずば抜けた集中力があり、失敗を恐れなかった。

アーサーこそこの仕事に適任だ。申し分ない。だが、彼は引き受けてくれるだろうか。ペイジにもマリスにも自信はなかった。レビンソンは誰もが飛びつくようなアイデアにもノーを突きつけることが少なからずあったからだ。シリコンバレーでも彼の潔さは評判だったが、予想ができない人物でもあった。金と力でたいていのシリコンバレーの人間は動いたが、レビンソンはそんなものにこだわらなかった。彼にとっては探求そのものが目的で、難しい問題が解けることこそが報酬だった。ペイジは今、大仕事を前にしていた。

ディナーは和やかに進んだ。ペイジの家では普段からしつらえに趣向を凝らしたり、手の込んだ食事を出したりすることはない。ディナーに参加したのはペイジとマリス、レビンソンにブリン、ペイジの子供たちと妻のルーシー、そこに長年グーグルで一緒にやってきた仲間で今はユーチューブの運営に携わっているサラー・カマンガーも加わった。食事が終わると、全員が食卓を離れ、例の一大構想に関する話し合いが始まった。ここにきてもまだ、レビンソンは自分が新しいベンチャー企業の社長候補に挙げられていることに気がついていなかった。場の会話は弾んでいて、みんな仮説を出しあっては互いの反応を見ていた。ペイジはマリスと話し合っていたあらゆる意見を手早く披露した。レビンソンの意見を聞きたい。これがビジネスとして万が一にもうまくいく可能性はあるだろうか。

レビンソンは、老化を止めるのがほぼ不可能な理由が数えきれないほどあることを説明した。さらに、そんな目的で会社を作ることにはほとんど意味がない理由についても。おわかりのように、彼は論争を吹っかけようとしたわけではなく、頑固なわけでもない。少なくとも彼の科学的視点から見れば、真実をオブラートに包む必要はない。老化は信じられないほど複雑な生物学的問題だ。私たちが老化する理由を突き止めること、老化の進み方だけでなく老化を止める方法まで知ろうとすることがどれほど大変かは、分子生物学者でなくてもわかる。その大変さが1から10でどれくらいかと聞かれれば、20と答えるしかない。分子生物学者であるレビンソンには、そんなビジネスに見込みがなさそうなことは嫌というほどよくわかっていた。

第一に、ＦＤＡは老化を病気とはみなしていないという問題がある。第二に、会社はゼロからスタートすることになる。それが科学の立つべき場所だからだ。10年、25年、もしかすると100年も（どれくらいの時間がかかるのかは誰にもわからない）研究に取り組んだところで、今までのことが全部無駄だったことがわかるという結果に終わるかもしれない。最後に、この計画には恐ろしく金がかかる。ありていに言えば、この問題には莫大な時間と、労力と、金と、マンパワーをつぎ込むことになるだろう。しかも、そのすべてが灰燼《かいじん》に帰す可能性もある。

ペイジはレビンソンの話にじっと耳を傾けていた。それから、レビンソンを見て、事もなげに言った。「今の意見はどれも説得力があるとは思えないな」。もし必要な時間と金と人材をすべて確保できるとしたら。我々が本気でこの問題に取り組み、必要なことを何でもやるとしたらどうだ。そのうえで、このアイデアのどこが悪いか教えてもらおうか。

「そうだな」とレビンソンは答えた。「そういうことなら、悪い点はなさそうだ」。

ここでペイジはレビンソンの不意をついてとどめの一言を口にした。「それなら、やってみないか」。

アーサー・レビンソンは基本的に判断に時間をかける人間だったが、この場でどうしてノーが言えるだろう。事はまさに人間の幸福にかかわる問題だ。しかも、思いつく限り、指折りの重要な問題であることは間違いない。老化の問題を解決できれば、人間の歩みはあらゆる形で変わるだろう。レビンソンはこれまでに出会った中で一番の、見事なまでに複雑な生物学的問題を見出していた。

かつて彼は、自分はいつも謎に惹かれると言っていた。そして、目の前にはとびきりの謎があり、彼の手にはその謎を解くために必要な全権が委ねられていた。

7　レビンソン

誤解のないようにはっきりさせておくが、２０１２年10月にアーサー・レビンソンがラリー・ペイジの家を訪ねて話し合いの場を持ったのは１回ではなく、２回だ。１回目が10月18日で、ペイジが一大構想を披露した。２回目は新しい会社を実際に作るための詳細を詰めるための話し合いで、お化けたちが姿を現す前日の10月30日に行われた。皮肉な巡り合わせだったが、誰もそのことには触れなかった。

グループの関係は良好だった。特にレビンソンとペイジは互いに相手を気に入っていた。はたから見ても、彼らは似た者同士だった。どちらも物静かで、やや内気で、集中力が非常に高い。レビンソンは鋭い質問をすることで有名だったが、ペイジも同じ事を得意としていた。また、彼は新しい課題に直面した時に、先入観をすべて捨て去り、最初の原則に戻ることを好んだ。

2回目の話し合いの後で、レビンソンはベイエリアの自宅に帰った。風が強く、ひんやりとして、暗い。考え事をするにはうってつけだ。ここで肝心な点は何だろう。まずは、死という究極の問題の大きな謎。それを知りたい。ダメでもともとだ。それにしても、子供の頃から興味を引かれ、考え続けてきた問題にいきなり正面から向かい合うようになるとは、なんという皮肉だろう。人生とは不思議なものだ。

アーサー・レビンソンの人生に中心テーマがあるとしたら、おそらくは二つのことに要約される。好奇心と死。好奇心は称賛されるが、死はあまり好意的にはとらえられていない。レビンソンの両親はシアトル北東部のホウソーン・ヒルズと呼ばれる小さな住宅地で暮らしていた。父のソルは成功した医師だった。たぶんレビンソンが5歳か6歳くらいの頃のことだが、家族は週末になると町に出かけて用事を済ませたり、買い物をしたりして過ごし、午後になると帰路につくことが多かった。そのたびに、彼はシアトルと自宅の間にそびえる小高い丘で、家々の合間に緑が帯状に広がる光景を目にした。

彼にはそれが不思議だった。どうして家と家の間にこんなに広い野原があるんだろう。彼は車の後部座席から緑の帯を指さして、両親にそれが何なのかを尋ねた。車内を沈黙が支配した。長く、重い沈黙だ。黙ったまま、彼らはドライブを続けた。母親のマルビナが答えようと口を開きかけたが、とたんにいつもはやさしい父親が声を荒げて言った。「その話はするな」。

だが、その後もドライブのたびにレビンソンはその謎に心を引かれ続け、ようやくあるときに母親が彼に答えを教えてくれた。そこは墓地だった。その話をしたことに、レビンソンの父親はいい顔をしなかった。特に人々を死から救うことを生業とする医師であった父親にとって、死は忌むべきものだった。事実、ソル・レビンソン医師は死を嫌うあまり、死亡診断書を一切書かなかった。一枚たりともだ。レビンソン医師の驚くべき偉業について子供だった頃は深く考えることもなかったが、両親にまつわるこんなささやかなエピソードによって、死の影はどこにでもいるという思い込みが自分に植えつけられたのではないか、死の受容は何としてでも避けるべきではないのかとさえ、レビンソンは考えるようになった。

だが、本当のことを言えば、若きアーサーがどうしようもない時間の流れと命というものを意識するようになったのは、おそらくこのような意見を聞かされてきたせいではない。彼にそれを教えたのは死そのものだ。彼の母親は若い頃に兄のノーマンを亡くした。そして、アーサーに墓地の話をしてから9年ほど後に、母親は兄と同じく、ゆっくりと腎臓が蝕まれる、自己炎症性疾患という珍しい病気で死んだ。彼女が35歳のときのことだ。レビンソンは14歳だった。

それから11年後、レビンソンの父親が心臓発作で死んだ。当時の男性には多い病気だった。1975年5月のある日、ソルは気分がすぐれないと言い出し、アーサーの妹に今日は休診にすると告げた。具合が悪くて休んだのはそれが初めてだった。彼はもう一日休みをとり、そして死んだ。

レビンソンが7歳くらいの頃にも、別の死が彼を襲っていた。亡くなったのは父親の弟で、彼にとっては叔父にあたるハワードだった。愛すべき性格の持ち主だったハワード叔父は、亡くなる数年前から1～2週間おきにアーサーに本を送ってくれていた。彼はたいてい小説や歴史書はパスして、地理や科学や未来がテーマになった本を読みあさった。あるとき、特別な箱が届いた。中に入っていたのは世界年鑑で、表や豆知識や統計情報などがびっしりと書かれていた。ニューヨーク市の人口、1958年の小麦の栽培量とロシアへの輸出量、アリゾナ州の降雨量、地理情報、人口、川、星、惑星……なんて素敵な本だろう。

レビンソンはデータの羅列をひたすら眺めているうちに、驚くべき事実を知った。もし80歳まで生きるとしたら、統計的に言えば8歳が人生で最高の時期であると本には書かれていた。なぜなら、8歳を超えると、死ぬ可能性が急激に高まるばかりだからだ。彼は表を見て、その通りであることを確かめた。出生時の淘汰をくぐり抜け、幼児期に恐ろしい病気にもかからずに済めば、死神の手が最も届きにくい最高の時代がこの年齢なのだ。

まだ幼いアーサーにとってこれは朗報とは言い難かった。これでは7歳の誕生日を祝う気には到底なれない。7歳の誕生日の次には8歳の誕生日がやってくるし、そこからはどうしようもなく死に向かって転がり落ちていく時代が始まるのだ。その瞬間に、彼は自分がどれほど死を忌み嫌っているかを知った。母親を失ったときも、父親を失ったときも、彼はその思いを一層強くした。

ワシントン大学へ

１９６８年、レビンソンはシアトルのホウソーン・ヒルズから続く道の先にあるワシントン大学に合格した。彼は父と同じ医師の道を歩むべく、生物学を専攻した。だが、本当のところ、彼は生物学の勉強をあまり楽しいと思わなかった。ある日、彼は2人の天文学者の共著による一冊の本に出会った。著者は、若きカール・セーガンとロシアの科学者I・S・シクロフスキーだった。本の題名は『Intelligent Life in the Universe（宇宙の知的生命体）』。本を読んだレビンソンは、たちどころに生物学の見方が変わった。生物学とは、ネズミの解剖や有糸分裂や葉緑素ばかりではなく、化学やDNA、遺伝子の構造、それにこれらの相互作用がどのように人間を生み出し、どのように崩壊させるかという複雑な道筋の学問なのかもしれない。

彼はあっという間に本を読み終え、3年生に進級した初日に専攻を分子生物学に変えた。もう少し正確に言うなら、当時のワシントン大学には分子生物学を学ぶためのプログラムがなかったため、彼は自分でプログラムを用意することにした。物理学と分子生物学と応用遺伝子学の授業を自分の時間割に組み込んだのだ。彼は、生体系を最も小さな要素までたどり、そのはたらきを解明する、分子生物学者になりたいと思っていた。

2年後、レビンソンはワシントン大学を卒業した。１９７７年に彼はプリンストン大学で生化学の博士号を取り、カリフォルニア大学サンフランシスコ校（UCSF）で博士研究員の職を得て、西に舞い戻った。

その頃、国立衛生研究所のハロルド・バーマスとマイク・ビショップがＵＣＳＦに来ていた。２人は正常な細胞ががん細胞に変異する過程を突き止めたことにより、１９８９年にノーベル生理学・医学賞を受賞した。レビンソンはビショップとバーマスの研究に興味を引かれた。彼らはレトロウイルスや逆転写酵素から、ウイルスＤＮＡや遺伝子発現調節までを分子レベルで解明することに強い関心を持っていたが、レビンソンもまた同じだったからだ。ほどなくして、レビンソンは博士研究員として彼らの研究に加わり、様々ながんの謎や起源について学んだ。

残念なことに、学問の世界における博士研究員の任期は短い。１９８０年に任期が迫り、レビンソンはあせっていた。彼は、ＭＩＴか、ハーバードのようなアイビーリーグのそこそこのレベルの大学に腰を落ち着けて、興味のある研究に携わり、査読雑誌に掲載されて科学界でのし上がれるような論文をいくつか書きたいと考えていた。手品師が帽子からウサギを取り出すように、彼が素晴らしい生物学的発見をして、がんの医学を一変させる可能性もあるはずだ。

しかし、彼は問題を抱えていた。結婚したばかりの妻のリタがバークレーでのコンピューター科学の勉強を終えるまでまだ1年残っていたのだ。彼がハーバード・ボイヤーに出会い、ジェネンテック社で職を得たのはそんなときだった。

ジェネンテックに大きな転機が訪れたのは、１９７２年のハワイでサンドイッチをつまみながら行われた会議だった。（当時UCSFで研究をしていた）ボイヤーとスタンフォード大学の遺伝学者スタンリー・コーエンが、生物の遺伝子の断片を別の遺伝子の断片とつなぎ合わせて組み換える方法を発見したのだ。このようなプロセスは自然界では昔から行われていたが、人工的に組み換えられるようになった点が画期的だった。例えば大腸菌などの単純な微生物に別の遺伝子を入れて、インスリンや成長ホルモンなど特定のたんぱく質を作らせるようなことも可能になるかもしれない。微生物の数を増やせば、作るたんぱく質の量を増やすこともできる。

この発見は、生物学と薬学の世界に革命をもたらし、バイオテクノロジーという新たな分野を誕生させた。だが、この革命は昔ながらの運まかせの自然選択から生まれたものではなく、人間の技術による本物の大革命だった。それまで、インスリンなどのホルモンはブタなどの動物から抽出するしかなかったが、これは複雑で手間のかかる処理だった。人工的に、しかも大量に作れるようになったのは素晴らしい技術革新だと言えるだろう。もし遺伝子組み換え技術の進歩がなければ、糖尿病やがん、パーキンソン病、関節炎などの病気を管理するために現在では数十億人が飲んでいる数千種類もの薬は、はかない夢で終わっていたかもしれない。

ジェネンテック社でボイヤーがレビンソンを送り込んだ先は、小規模ながらも成長しつつある研究室で、彼の仕事は生命の遺伝子に秘められた秘密を探り出すことだった。ボイヤーはレビンソンに勤務時間の半分を使って、遺伝子の不和合性発現の問題に取り組むようにアドバイスした。

「それで、残りの半分の時間は何をするんですか」。

「役に立つことをするのさ」とボイヤーは言った。

遺伝子の不和合性発現は実にやっかいな問題で、しばらく前からジェネンテックの研究者たちを悩ませてきた。これは、数十億人が苦しむB型肝炎という病気に関わっている。B型肝炎は長期間にわたって肝臓の細胞が破壊され、最終的には体の他の部位でも細胞が破壊される。有効なワクチンを作ることができれば、数百万の命が救われるため、ジェネンテックは組み換え遺伝子を使ったB型肝炎ワクチンの大量生産を目指していた。実現すれば、医療の未来が大きく変わる。

ボイヤーとコーエンがたんぱく質を作るために採用していた方法は、1980年当時の標準的なやり方だった。たんぱく質を組み込んだ大腸菌を発酵槽に入れると、大腸菌がたんぱく質のコピーをどっさり作ってくれる。この方法はインスリンには有効だったが、B型肝炎ウイルスではうまくいかず、誰もその理由を突き止められずにいた。研究チームが大腸菌にB型肝炎ウイルスを組み込むと、すぐに大腸菌とウイルスは糊《のり》のような姿に変わり、ワクチンは作れそうになかった。どうしてそうなるのか、理由はわからなかった。

研究で哺乳類を扱う腫瘍生物学に多くの時間を費やしてきたレビンソンは考えた。大腸菌を、例えばハムスターなどの哺乳類の細胞に変えてみたらどうだろうか。試してみると、その方法はうまくいった。理由は簡単だった。B型肝炎ウイルスと哺乳類の細胞は数百万年にわたって一緒に進化し続けてきた（大腸菌はそうではない）。言ってみれば、このうえなく親しい間柄だったわけだ。次に、ワクチン用のたんぱく質を哺乳類の細胞に入れると、拒絶反応は起こらず、細胞は瞬く間に増えていった。

レビンソンは製造部門に新しいやり方を教えたが、即座に却下された。たんぱく質を安価に大量生産するには大腸菌を使うに限ると誰もが思っていたからだ。それでも、レビンソンは食い下がった。「試してみてくれ」と彼は言った。

「ちょっと計算してみる。それから返事をするよ」。1週間後に結果が伝えられた。コストがかかりすぎる。

レビンソンはさらに食い下がった。「数字を見せてくれないか」。

「信用しろ。かなり念入りに計算したが、無理だ」。

レビンソンは重ねて言った。「数字を見せてくれ。お願いだ」。

経理担当者はしぶしぶながら数字を見せてくれた。レビンソンはすぐに数字を持ち帰ってチェックを始めた。計算の前提条件まですべてを洗い直したところで、彼の疑念は確信に変わった。彼らは間違っている。やり方が正しくない。数字の桁が違っている。

彼は失礼にならないように気をつけながら、彼らにそう伝えた。何度かのやり取りの後で、製造部門はようやく事情を理解した。突然、明るく有望な未来が開けた。新しいワクチンはそこそこという程度ではなく、素晴らしい効果があったからだ。現在のインフルエンザワクチンでさえ、うまくいった年で有効率は70パーセント程度にしかならず、接種者の30～40パーセントにしか効果が見られない年もある。だが、B型肝炎ワクチンには95パーセント以上の効果が期待できる。ワクチンがあれば、B型肝炎の感染の流れを断ち切れる。しかも、新たな方法なら生産量を10倍に増やし、コストを削減できる。レビンソンの手法はバイオテクノロジーを利用した製造技術を大きく変え、医薬品業界のたんぱく質生産の標準的な方法になった。のちにハーバード・ボイヤーは、レビンソンの発見がどれほど重要な意味を持っていたかを理解している人間は多くないと私に語った。彼はこの発見をバイオテクノロジーの歴史の中で最も重要な大発見の一つと呼んだ。

当時、レビンソンは31歳だった。

それからのレビンソン

それからのレビンソンは成功続きだった。しかし、彼は会社を（たとえそれがジェネンテックであっても）経営する立場になるつもりはまったくなかった。彼は研究の現場に身を置くことを望んだが、気づけばどんどん経営側に引っ張られ、順調に出世街道を進んでいた。１９８９年、レビンソンは技術研究担当副社長になった。翌年には研究担当副社長に任命され、１９９３年には研究開発担当上級副社長になった。そして１９９５年、取締役会でボイヤーの後押しを受けて、レビンソンはジェネンテック社の社長兼ＣＥＯに就任した。さらに１９９９年には会長の座に上り詰めた。

彼の指揮の下、ジェネンテックは遺伝子工学を駆使した画期的なバイオ医薬品をいくつも開発した。乳がんに使われる抗がん剤のハーセプチン、肺がんやすい臓がんを治療するタルセバ、肺線維症治療薬のエスブリエット、悪性黒色腫の治療薬コテリックなどだ。ジェネンテック社の株価は上昇し続けた。

だが、２００９年にジェネンテックは大手製薬企業のロシュに完全子会社化された。レビンソンが交渉にあたり、買収総額は４６８億ドルに決まった。これでレビンソンは自由に動けるようになった。そこで、彼は早期リタイアの計画を立て始めた。リタと過ごす時間を増やし、たまにはテニスでもやりながら、取締役会のメンバーとは電話で連絡を取り合う。アップル会長以外の仕事は何とでもなるだろう。

グーグル・ベンチャーズから声がかかったのはそんなときだった。気がつくと、彼は最大級の科学の謎と向かい合っていた。まるで誰かに肩を叩かれて、いきなりこう告げられたようだ。「おほん。数百万人ばかりの命を救って、人間の歴史の流れをすっかり変えてみないかね」。

8　カーツワイル

レイ・カーツワイルが最新の著書『How to Create a Mind（心の作り方）』の第一稿をラリー・ペイジに届けることにしたのは、２０１２年の冬が終わる前だった。この本で、カーツワイルはこれまで自分が一生懸命に目指し続けてきた、人間に匹敵する人工知能を開発する方法について書いていた。本が書き上がり、彼はこの方法を実現する会社を設立するための資金集めにかかっていた。それがカーツワイルのいつものやり方だった。アイデアを考え出し、講演やインタビューで話しながら練り上げ、それについての本を書く。本からビジネスを展開することもある。

ペイジは原稿を読んで面白いと思った。そして、その夏にカーツワイルをビル・マリスとグーグル・ベンチャーズに引き合わせた。ちょうどマリスが長生きのための会社について検討を重ねていた頃だ。のちにこの組織にはアーサー・レビンソンが加わることになる。マリスはカーツワイルの考えはどれも鋭いところをついていると思ったが、特に彼の長生きに関する考えが気に入った。主流派の思想家で、論理的かつ科学的に常識をはるかに超える長生きについて語ったのはカーツワイルが初めてだったに違いない。2人は直接会って語り合い、互いに関心を同じくすることを確かめ合った。

「君は絶対にこの死の問題に取り組むべきだ」とマリスに言ったことをカーツワイルは覚えている。

カーツワイルには人々を動かす力があった。彼は奇抜なアイデアを紹介し、いかにももっともらしく思わせることにかけては、特にその力を発揮した。永遠の生、あるいは人類と機械を融合させて超人類を生み出すといった発想が出てくるのは、猛烈な勢いでテクノロジーの進歩が加速する世界の宿命だ。奇想天外なSF小説に登場しそうな話だが、カーツワイルの温厚な人柄としっかりした著作はそんなことを思わせない。彼は、重みのある科学の知識を織り交ぜながら理路整然と、穏やかに語りかける。そして、「彼は本当に何かをつかんでるんじゃないか」とみんなに思わせる。

それに本当のところ、彼の意見を簡単に片づけることはできない。カーツワイルは数々の発明を世に送り出している。例えば、グランドピアノをはじめとするいろんな楽器の音を完璧に再現するK250シンセサイザー（別名カーツワイルピアノ）、最初のフラッドベッドスキャナーのハードウェアとソフトウェア、視覚障害者のための文章の読み上げと合成を行うマシン、最初期の音声認識ソフトウェアなど、人の役に立つ未来的なテクノロジーの開発に力を注いできた。

今ではどれも当たり前だと思われているが、カーツワイルが発明する前には存在しなかったものばかりだ。彼の功績を称えて、1999年にクリントン大統領からカーツワイルに米国国家技術賞が贈られた。レビンソンの受賞より14年、ベンターの受賞より8年も早い。カーツワイルの本とシンギュラリティについてのアイデアは、指数関数的な成長に対する彼の意見と同様、キャリコでのレビンソンの考え方に影響を与えたと、私はレビンソン本人の口から聞かされた。

カーツワイルのアイデアはどれも先進的だが、2045年までに人類は高度な人工知能と融合すると彼は信じていて、そのためにトランスヒューマニズム運動に関わる人々（H＋コミュニティと呼ばれることもある。HはHumanの略）の間で人気を博している。「トランスヒューマニズム」という言葉は、ジュリアン・ハクスリー（弟は『Brave New World（すばらしい新世界）』を書いた作家のオルダス・ハクスリー）が1957年のエッセイで使ったのが最初だとされる。彼の言によれば、トランスヒューマニズムとは「人は人のままでありながら、人間の新たな可能性を実現することで自己を超越する」ことだという。

つまり、可能なあらゆる手段を使って人類を改良し、「天使のような」と称されることもあるほどの、まったく新しいレベルまで人間を引き上げようというわけだ。オックスフォード大学の卒業生でアルコーのCEOを務めるマックス・モアは、H＋コミュニティの草分け的存在でもある。モアとカーツワイルは2000年代の初めに、カーツワイルがクライオノーツになるための契約書に署名したのをきっかけに知り合った。ビル・マリスもトランスヒューマニズムへの関心を募らせていた一人だ。彼もまた、必要な事務手続きが全部済んだらアルコーの会員になるつもりでいた。

はっきり言えば、レイ・カーツワイルはあらゆる意味で普通とは言えない。変わり者で、頭脳明晰で、技術マニアで、物静かで礼儀正しいのに反骨心がある。でも、実はまともなのではないか。答えはノーだ。彼はできる限り長生きするために1日に何百粒ものサプリメントを飲み、ドクター・スース（訳注　米国の児童文学作家）の絵本で詐欺師が持ち出してきそうな、クイックジムROMマシンという1万4000ドルもするおかしな見た目のエクササイズマシンを使って運動している。かつては徹底した理想主義者で、なりふり構わない自己アピールに余念がなかった。時代の先を行く2001年に、彼は自分をモデルにした女性のバーチャルロックスターを作り、ラモナと名づけた。このデジタル歌手は、プレゼンテーションイベントを主催する団体TEDのイベントで、カーツワイルが体につけたセンサーに合わせて巨大画面で動くパフォーマンスを披露した。こんなことはカーツワイルにとっては何でもない。外には楽しいことがいっぱいあるのに、退屈な平凡の殻の中にこもりたいとは思わないだろう。

カーツワイルはいつもそう考えて行動してきた。1952年、まだ5歳だった彼は、発明のために必要なものを探して、自宅近くのニューヨーク州クイーンズのジャクソン・ハイツをうろうろしていた。彼は壊れた自転車やラジオやめぼしい道具や部品などあらゆるものを引きずって家に帰った。当時は、5歳の子供が（真黒な髪で好奇心にあふれ、きらきら光る目をした小さい子供ならばなおさら）発明に使えそうながらくたを勝手に持ち出しても怒られずに済むような素朴な時代だった。推理小説の『少女探偵ナンシー』や『ハーディ・ボーイズ』の全盛期で、カーツワイルも少年科学者トム・スイフトの冒険物語に夢中になった。トムのような少年科学者になって、発明をしながら世界中を旅し、悪者から世界を守れたら、どんなに素晴らしいだろう。

しばらくすると、ジャクソン・ハイツの人々は、がらくたを引きずりながらうろうろしている小さい子供が何をしているのか、不思議に思い始めた。ある日、10歳の女の子たちが思い切って彼に声をかけた。

「機械を作るんだ」と彼はまったく何でもないことのように答えた。「何でもできる機械をね」。

女の子たちは何も言わず彼を見ていた。

「わかるだろ、空を飛んでどこにでも行けたり、壁の向こう側まで見えるような機械さ。ちゃんとした作り方を思いついたら、世界中のどんな問題でも僕が解決できるんだ」。そう、トム・スイフトみたいに。

彼女たちは驚いて笑い出した。ばかにしたわけではなく、ただおかしかったのだ。

「すてきな空想ね」。

彼女たちは知らなかった。

一人ぼっちでジャクソン・ハイツを歩き回っていた男の子は、成長するとマンハッタンのキャナル・ストリートにまで足を延ばし、飽きることなく部品を集めて回っていた。1960年代にあっても、キャナル・ストリートは技術マニアにとって天国のような場所だった。地上にあるおよそありとあらゆるものがここにはそろっていた。もちろん、リレースイッチ、コンデンサ、真空管、長いワイヤー線といった、情報を一瞬にあちらからこちらに移動できるような類のものもある。カーツワイルが高校生になる頃には、このがらくた集めの町巡りは、自分専用の思考機械を作るために必要な部品探しが主な目的になっていた。

カーツワイルが思考機械に親しむようになったのは、実際にそのような機械、IBMのコンピューター「IBM1620」を使っていたからだ。このコンピューターが置かれていたのは、スパニッシュ・ハーレム105丁目に建つフラワー五番街病院だった。当時のニューヨークには、片手で数えられるほどの数のコンピューターしかなかった。IBM1620は怪物のように巨大だったが、数字を飲み込んでいく勢いもすさまじかった。カーツワイルの仕事は病院の会計のプログラムを作ることで、主に夜中から学校が始まる朝の8時頃まで働いていた。彼は作業を進めながら、病院の会計システムをすっかり作り変えて、自動化することに成功した。

科学コンテストの『ウェスティングハウス・サイエンス・タレント・サーチ』に挑戦しようとカーツワイルが決心したのはこの頃だ。1960年代の高校生にとって、このコンテストはとびきりの一大イベントだった。選び抜かれたマニア中のマニアだけが上位に入れる。このコンテストでは、決勝進出経験者のうち8人がのちにノーベル賞受賞者となり、5人が米国国家技術賞または国家科学賞をもらっている。カーツワイルもその一人だ。

当然ながら、カーツワイルの応募作品は型破りだった。彼は音楽がとても好きだった。彼の父親はウィーンのコンサートピアニスト兼作曲家だったが、後進の指導にも携わり、ニューヨークのクイーンズカレッジやピッツバーグのチャタム大学、セントルイスのグランドオペラなどで交響楽団や歌劇団の指揮をしていた。ピアニストとしてはカーネギーホールで演奏したこともある。家族の夕食の席では、音楽、芸術、科学、技術についての会話がよく交わされた。そこで、カーツワイルはこう思うようになった。機械に曲の作り方を学習させることはできないものか。

明らかにばかげた考えだ。当時、コンピューターを少しでもかじった人間にとって、コンピューターは調査データを処理したり、砲弾の軌道や給与を計算するために使われるものだということは常識だった。それなのに、音楽。

しかし、カーツワイルには何がいけないのかわからなかった。トム・スイフトを見てみろ。解けない問題なんてないんだ。そうだろ。彼は発表内容をまとめ、機械の製作に取りかかった。

1965年、数百時間の苦闘を重ね、何度も繰り返される予選を突破して、カーツワイルは決勝進出を果たした。若き日のカーツワイルが、他の決勝進出者たちと一緒にリンドン・ベインズ・ジョンソン第36代米国大統領に面会したときの写真が残っている。カーツワイルは大統領のすぐ隣に立ち、その偉大なる人物と握手をしている。

ホワイトハウス訪問の少し後で、カーツワイルは一通の手紙を受け取った。米国で大人気のテレビ番組『私の秘密』に特別ゲストとして出演してみないかという誘いだった。番組のプロデューサーが彼の音楽プロジェクトのことを知って、いい番組が作れそうだと思ったらしい。

テレビ出演の話はとんとん拍子に進んだ。カーツワイルは番組司会者のスティーブ・アレンから「秘密」を持つ男として紹介されることになった。スティーブ・アレンは、1960年代には米国で最も有名な人物の一人で、いわばレジェンドだ。『ザ・トゥナイト・ショー』の初代司会者で、いくつものヒット曲の作詞を手がけ、脚本家、作家、音楽家の顔も持つ。まさに王道を歩む革命児だった。

紹介を受けたカーツワイルは、ピアノで曲の一節を演奏する。それが終わると、質問の時間だ。有名人の出演者たちが「20の質問」ゲームの要領でよってたかってカーツワイルを質問攻めにし、秘密を探り出す。探り出せなければ、降参することになる。

カーツワイルには一つだけ、気になることがあった。大勢の人々の前でしゃべったり、有名なスティーブ・アレンに会うことに問題はない。だが、ピアノで曲の一節を演奏することを考えると、身がすくんだ。彼は小さい頃にピアノ演奏会で演奏を披露して、曲の途中で次に弾く音が頭から吹っ飛んでしまったことがある。頭が完全に真っ白になった。何とか立ち直って最初から弾き直したが、言葉にならないほどの恥ずかしさは消えなかった。

番組出演に向けて、彼は練習に練習を重ねた。だが、絶対に同じ失敗をしないためには、どうすればいいのだろうか。人間の頭は奇妙で不思議な代物だ。音楽は額の奥にある灰白質に深く刻み込まれているはずなのに、どれほど練習を重ねても、まだ失敗することがある。人間の脳はそのような欠陥を抱えている。

ついに、運命の夜がやってきた。クイーンズ出身の小柄で行儀のよいユダヤ人の少年、レイモンド・カーツワイルはステージに上がった。スティーブ・アレンは少年を見下ろした。カーツワイルは特におとなしく見えた。恥ずかしがり屋のティーンエイジャーは、スタジオの巨大なカメラを見つめ、その向こう側の大勢の視聴者と向かい合っていた。彼の髪は黒く豊かだった。整った顔立ちにはえくぼがあった。準備はできた。「レイモンド・カーツワイルです。クイーンズから来ました」と彼は言った。

彼の左側にはピアノがあった。シンプルなアップライトピアノで、そこに置かれた楽譜が彼を招いていた。彼はピアノの前に座り、短いが情緒あふれるクラシック調のメロディを弾き始めた。ピアノの調律はひどい状態だったが、演奏は何の問題もなく終わった。彼は安堵に包まれた。脳は彼を裏切らなかった。

カーツワイルはスティーブ・アレンの隣に座り、他の出演者たちが質問を始めた。最初は、元ミス・アメリカのベス・マイヤーソンだった。彼女はさっきの曲を自分で作曲したのかどうかを彼に尋ねた。

「とてもそうとは思えなかったわ」と彼女が言った。「あなたがあの曲を書いたの」。彼は軽く頭を振り、微笑んで「いいえ、僕が書いたのではありません」と答えた。

いくつかの質問が出たが、誰も正解に近づけないまま、ヘンリー・モーガンの番になった。モーガン（本名はヘンリー・ラーナー・フォン・オスト・ジュニア）は、今で言えばハワード・スターンのような有名なラジオパーソナリティで、アドリブの達人だった。しかし、ここではアドリブはなしだった。モーガンはただカーツワイルを見つめ、率直に質問した。「さっきの曲はコンピューターが書いたのかい」。

カーツワイルに落胆した様子は見えなかった。彼は頬を紅潮させ、にやりと笑ってうなずいた。その様子はわくわくしている子供のようだった。だが、それは秘密のごく一部でしかなかった。本当に「曲」がコンピューターによって書かれたとして、どうしてそんな芸当ができたのか。

カーツワイルは自分がそのコンピューターを作ったことを聴衆に説明した。「音楽における特定の関係性のデータをコンピューターに入力することで、モーツァルトのような様式の曲を作れるようにコンピューターをプログラムすることができました」と彼は言った。作曲するコンピューターだって。しかも、まだ子供みたいなこの少年が自分で部品を集めて、この恐ろしく複雑なタイプライターみたいなものを自分の手で組み立てたというのか。おまけに、ＦＯＲＴＲＡＮとかいう宇宙人の言葉みたいな言語を使ってコンピューターに音楽の作り方を教えたって。コンピューターと話すための言語。こいつは驚いた。

しかし、話はそこで終わらなかった。今度はスティーブ・アレンがそのコンピューターを出してきたのだ。カーテンが開くと、音楽を作曲したコンピューターが姿を現した。だが、音楽とは機械ではなく、人間の心だけの領分ではないのか。それに、コンピューターといえばたいていは部屋いっぱいを埋めつくすような大きさではないのか。カーツワイルの機械も決して小さくはなかった。大体、グランドピアノと変わらないくらいのサイズだ。しかし、この子供がこれを組み立てたなんて。

スティーブ・アレンはカーツワイルの方を向いて尋ねた。「レイ、君はいくつだい」。

「17歳です」とカーツワイルは答えた。

アレンはこの若者を見つめ、しばし間をおいた。「君のご両親は君が何をしているかをご存じなのかね」。

爆笑が巻き起こった。これぞスティーブ・アレンの真骨頂だ。ウィットに富んだ一言。しかし、カーツワイル少年は真面目くさった顔で穏やかにこう返した。「僕の父親は音楽家です。コンテストなんか気にする人ではありません」。前よりも大きな爆笑が起こった。この子がスティーブン・アレンを食ったのか？

「レイモンド」とアレンは言った。「こんなことができる人間がいるということに私は驚いている。君には素晴らしい未来が待っているはずだ」。

その言葉とともに、クイーンズでがらくたを集めて人工知能を持つ機械を作り上げたカーツワイル少年はステージから退場した。

マサチューセッツ工科大学へ

全米で放送されたテレビデビューからまもなく、レイ・カーツワイルはマサチューセッツ工科大学への進学を決めた。高校に通いながら、カーツワイルは当時の世界で1、2を争うといわれる人工知能の専門家を2人探し出し、そのうちの1人のマービン・ミンスキーに手紙を書いて、彼が務める大学に入学することが可能かどうかを確かめた。もう1人はコーネル大学のフランク・ローゼンブラットだった。どちらもカーツワイルに会うことを承諾したが、MITに入学できるようにすぐに計らってくれたのはミンスキーだった[6]。

1967年の秋にキャンパスに着いた当初から、カーツワイルにとって講義への出席はほとんど趣味のようなものだった。少なくとも、カーツワイルのルームメイトで同じ新入生のアーロン・クライナーの目にはそんな風に見えた[7]。カーツワイルとクライナーは似た者同士だった。どちらも努力家で、数学の才能に恵まれ、東海岸出身だった。2人は同じフラタニティ『タウ・イプシロン・ファイ』に所属し、1960年代の一般的なスタイルに従ってフラタニティの寮で共同生活を送っていた。カーツワイルはすぐに社交を取り仕切るようになった。彼がダンスのために用意したロックバンドと音楽で、パーティはばっちり盛り上がった。フラタニティ周辺では、カーツワイルは「ファントム」と呼ばれていた。さっきまでそこらでおしゃべりをしたり、アイデアをまくしたてていたかと思うと、次の瞬間には姿を消して、そのまま何日間も現れないこともあったからだ。彼が一体全体どこに行ったのか、いつ戻ってくるのかは、誰も知らなかった。彼はいつも何も告げずにふらりと消えた。

ある夜のこと、フラタニティの寮で物理学の期末試験に向けて勉強するクライナーを尻目に、ファントムはのんびりしていた。

「あ、しまった」とカーツワイルはぼんやりした口調で言った。「明日は物理学の試験があったよな」。

クライナーは思った。それを今になって思い出したのか。試験は明日なのに。

「本を貸してくれるかい」。カーツワイルは頼んだ。クライナーは気が進まなかった。彼は気のいい性格だったし、ファントムの力になりたいと思っていた。なんてこった、この男は本さえも用意してなかったのか。だが、MITで教えられる物理学は簡単ではない。クライナーも一秒たりとも無駄にできなかった。

「ちょっとだけ」とカーツワイルはせがんだ。

そこで、クライナーはカーツワイルが本を見ている間に休憩をとることにした。少し経ってクライナーが戻ってくると、カーツワイルはわからないことを質問し始めた。ひどい話だ。エノラ・ゲイが落とした爆弾みたいに、あいつは俺の試験をめちゃくちゃにしようとしている。

「もうちょっとだけ本を貸してくれ」とカーツワイルは言った。喜んで貸す気には到底なれなかったが、他にどうしろというのだろう。この男は助けを必要としているんだ。30分後にカーツワイルは戻ってきた。彼は再び質問を始めたが、今度はしっかり内容を理解していた。どうしてそんな芸当ができるんだ。

翌日、クライナーとカーツワイルは他の学生たちに混じってMITのとある教室で試験を受けた。カーツワイルはAをとった。クライナーはかろうじてCだった。この数カ月というもの休まず講義に出席し、何日もかけて必死で勉強した俺がCだって！　なのに、学期中一度も顔を見せず1時間ほど本をざっと眺めただけのカーツワイルがA？

次元が違う。

カーツワイルを知らない人間がその数学の才能を見れば、彼が大学院に進学して修士号と博士号を取り、ツタの絡まった研究棟に落ち着くだろうと思うかもしれない。カーツワイルはミンスキーと一緒に研究をして、最高の学者になれるだろう。だが、事はそんな風に運ばなかった。

彼は頭に浮かんだ面白そうな新しいアイデアに次々と取り組み始めた。彼はこれらの企みを「プロジェクト」と称し、彼のプロジェクトは際限なく膨れ上がった。カーツワイルは大学を卒業する前に最初の会社「大学選び相談プログラム」を出版社のハーコート・ブレイス&ワールドに10万ドルプラス使用料という好条件で売却した（ファントムは在学中の時間のほとんどをこれに費やしていた）。

ハーコート・ブレイスが注目したのは、カーツワイルが書いたコンピュータープログラムだった。このプログラムは、約３０００校の大学について２００万項目以上の情報を、１時間あたり１０００ドルのニューイングランドの最先端コンピューターに読み込み、高校生の進学先の大学選びを支援するために開発されたもので、マッチングサービスのようにコンピューターが大学を紹介してくれるシステムだ。

それからというもの、カーツワイルは立て続けに会社を作った。まったくどうしようもない男だ。彼は学者になることには興味がなかった。彼にとって学問とは出発点でしかなかった。カーツワイルは何かについてただ考えるだけでなく、実行に移して周りに影響を与えたいと思っていた。やがて彼は９つの会社を作った。どれもカーツワイルピアノのような、彼の発明品を扱う会社だった。

それぞれの発明の裏で大きな影響を及ぼしたのは、カーツワイルの人工知能に対する認識の中心にある「パターン認識」の概念だ。カーツワイルに言わせれば、人間の意識もバイオリンの音色も

「B」の文字も（「B」を「B」たらしめているものは何なのか）、あらゆるものはパターンだ。彼は発明によって結構な額の金を手にし、レメルソンMIT賞、カーネギーメロン大学のディクソン賞、グレース・ホッパー賞など数々の一流の賞を受賞した。まもなくカーツワイルは、自分の流儀は平凡で退屈な学者タイプではなく、エジソンやバックミンスター・フラー（訳注　正三角形を多数組み合わせたジオデシックドームなどで知られる建築家、思想家）に近いと思うようになった。才能に恵まれ、アイデアやソフトウェアや目新しい発明品を紙吹雪のように振りまく発明家。

しかし、すべてはまだ先のことだ。今のところ、カーツワイルはMITでの生活をただひたすらに楽しんでいた。部屋ほどの大きさのコンピューターも、絶え間なく続くいくつものプロジェクトも、ケンブリッジの最高峰の学校の軽やかな空気も、すべてが気に入っていた。彼は、若く、頭が切れて、ベビーブーム世代の一人だった。それ以上に何を望むだろう。

あるとき、父親がカーツワイルに電話をかけてきた。

4年生になる直前の1970年の夏だった。カーツワイルは父親の声に憂鬱そうな響きを聞き取った。自分は孤独だと父親は言った。レイがいなくてさびしい。様子がおかしいとカーツワイルは思った。彼の記憶にある限り、父親がこんな風に感傷的になったことはない。何かあったに違いない。

カーツワイルは十代にして自分の機械を作りながらも、父親が衰えつつあることに気がついていた。父のフレデリックは、つきに恵まれているとは言えなかった。さらに心臓も弱かった。最初の心臓発作が起きたのはカーツワイルが15歳のときだ。当時、心臓病に対する治療法はなかった。だが、フレデリックは負けなかった。彼は再起して、クイーンズボロー・コミュニティ・カレッジに音楽学部を設立した。

しかし今、電話の向こうの父親の声には疲労と哀しみがにじみ出ていた。それほど長く話したわけではない。特別なことを話したわけでもない。まもなくカーツワイルは電話を切った。それが父親の声を聞いた最後になった。数週間後にフレデリックは2度目の心臓発作を起こした。重度の心不全。58歳だった。

電話をかけてきたとき、フレデリックは異変に気がついていたに違いない。それがカーツワイルの結論だった。父は父なりのやり方で別れを告げたのだ。カーツワイルはその電話を忘れられなかった。その電話は死に対する決して消えない憤りを彼に植えつけた。一生をかけた人工知能の追求と、死は克服できるという彼の信念がひとつになった瞬間だった。

父親が病気になる前の子供時代から、カーツワイルは死と切り離せない関係にある孤独を受け入れることができなかった。最初にそれが始まったのは、繰り返し見る悪夢だった。夢の中で、彼はどこまでも続くがらんとした部屋を移動していく。暗い洞窟のような部屋から部屋へ、誰かがいるかと思えば誰もいない。永遠にどこにもたどり着けない。そこには、言葉で説明できない深い恐怖があった。見捨てられて絶望するしかない恐怖。子供だった彼は泣きながら目を覚ますこともあった。そんなときは、しっかり抱きしめてもらうまで安心できなかった。

やがて、カーツワイルは繰り返される悪夢は死を表していたのだと思うようになった。完全で絶対の別離。とても耐えられない。

栄誉も予知も発明も特許もメダルも、死の前では意味をなさない。ずっと前に、彼は著書で誰もが永遠に生きられるという主張を展開していた。そのアイデアは彼の頭で完全にはまとまっていなかった。

その時点では。しかし、それがまとまるときがやがて来る。

9　ベンター

レイ・カーツワイルがコンピューターを手作りしてその天才ぶりを世界に見せつけていた頃、ジョン・クレイグ・ベンターはカリフォルニア州のニューポートビーチのサーフスポット「ザ・ウェッジ」でサーフィンの腕を磨いていた。ここに引っ越してくるまで、彼はずっとサンフランシスコに近いミルブレーで育ち、この1年ばかりは夜になるとガールフレンドの家の窓によじ登り、遅くまで2人だけの時間を過ごすことが多かった。彼は2階の自分の部屋に備えつけられていた縄ばしごをつたって下に降りると、こっそり家の車に乗り込み、涼しいカリフォルニアの夜へと消えた。彼の行動が父親にばれて、ガールフレンドの父親に連絡がいくと、相手はすぐにやってきてベンターの顔に銃を突きつけ、次にこんなことをしでかしたら撃つと言った。

もし、やがて生物学と遺伝学の世界をひっくり返し、世界で最も有名な科学者の一人に数えられるようになる人を当てろと言われても、クレイグ・ベンターの名前が挙げられることはなかっただろう。４人兄弟の中でも、彼はとにかくできが悪かった。成績はひどく、生意気な態度で先生たちには相手にされなかった。ミルズ高校の3年生になっても、進路についてこれっぽっちも考えていなかった。

どうしてそんなことを心配する必要がある。彼は金髪でハンサムですらりとした体を持ち、男らしくサーファーの生き方を貫いていた。ビーチボーイそのものだ。それに、彼の泳ぎは水泳コーチのアドバイスを無視しためちゃくちゃなスタイルだったが、とてもうまかった。要するに、目の前に悩みの種がたっぷりあるのに、どうして未来について思い悩む必要があるのかというわけだ。

だが、3年後に彼はハダカデバネズミのように無防備な姿でベトナムのチャイナ・ビーチにたたずみ、自殺を考えていた。

泳ぎながら死ぬ

泳ぎながら死ぬというのが彼の計画だった。ベンターは、仲間の新兵やダナン海軍病院の衛生兵と一緒にいた、崩れかけたかまぼこのような建物クォンセット・ハットを出て、波打ち際に向かって歩いて行った。それから着ていた服を全部脱ぎ、南シナ海をじっと見つめた。泳ぐのは、簡単で、良さそうな方法に思えた。水は目の前にあったし、彼が得意なことを一つだけ挙げるとすれば、それは泳ぎだった。好きなことを楽しんで、力尽きたところで海の藻屑と消えるのも悪くない。

ベンターはしばらく、自殺について思いを巡らせた。何度も何度も、彼はこの数カ月間の恐怖を長い手紙に生々しく書き綴り、祖国にいるガールフレンドのキャシーに送っていた。彼にはもう耐えられなかった。死ぬこと、ジャングル戦から際限なく運ばれてくる死体の山、爆撃でえぐられた水田、灼熱のジャングルに散らばるシュロと泥で編んだヘルメット。彼はすでに何百人もの兵士たちの死を目にしてきた。文字通り、彼に心臓をつかまれたままで力尽きたものも何人かいた。彼は心臓マッサージで蘇生を試みたが、命は震えながら彼の手から滑り落ちていった。

人間の体とは何とはかないものだろう。衛生兵としてできることは何と少ないことだろう。兵士たちの顔を見つめているうちに、彼は逃れようのない真実に気がついた。自分も死ぬんだ。足を吹っ飛ばされたり、銃撃でズタズタになった内臓が体から半分ほどはみ出して、傷を縫い合わされ、ベッドで死を待つばかりの若者たち（幸運な者は救護ヘリで日本に搬送される）。仮に生き残っても、彼らは心までズタズタにされている。この状況をのちのベンターは「死の大学」と呼んだ。

キャシーから届いた返事は別れの手紙だった。２人は破局した。彼女は陰惨な手紙に付き合いきれなかった。彼女も去って行った。しかし、目の前にはまだ海がある。溺死するにはうってつけだ。

彼は歩いて海に入り、泳ぎ始めた。潮の流れはいつものように速かった。彼はあっという間に浅瀬を超えて海盆が広がる深い場所まで運ばれた。彼は大体マニラの方向に向かっていた。片側にはマーブルマウンテンが、その向かい側にはモンキーマウンテンが見えた。しばらくの間、そこにいるのは彼と、バラクーダと、ウミヘビだけだった。どちらも醜く、牙を向けられれば恐ろしい生き物だ。心楽しい道中とは言えなかった。これらの生き物たちは、数マイルもの距離と半マイルほどの幅で群れを作っていることもあった。できることなら、そんな群れには出会いたくない。もっと沖に出ればサメもいる。毒は持っていない。顎と、うんざりするほどたくさんの歯があるだけだ。

ベンターは、5カ月前の1967年8月25日に超大型のダーツのようなチャーター機でダナン空港の仮設滑走路目指して飛んでいた。飛んできた対空砲火の明るい光が暗い機内を照らし出したかと思うと、飛行機は着地して跳ね上がった。ザ・ウェッジでサーフィンに明け暮れ、高校の水泳大会でいくつもの優勝メダルをもらい、思春期の性を謳歌していたあの頃。遠い昔のことのようだ。すごく遠くまでやってきたような気がする。

ベンターは何もかもをすっかりダメにしてしまった。それ以上の表現は見つからない。高校ではずっと、職業訓練と体育と水泳以外の課目は全部CとDだった。彼は試験や小テストの用紙にわざと落書きをし、解答を書かなかった。試験を受けないことさえあった。高校を卒業するまで大学の出願手続きをせず、結局どこの大学にも入れなかった。真っ黒に日焼けして太平洋でサーフボードを乗り回している間に、彼は1960年代半ばの政治情勢の変化を見過ごした。そうして、おそらくはごく短期間で終わることになるだろうが、陸軍の兵隊としてベトナム戦争に参加するというワクワクするような未来がいつの間にか彼の前で待っていたのだ。

すぐにベンターは招集されたが、元海軍の軍人だった父親のアドバイスに従って陸軍は希望しないことにした。これは父親が彼に与えた人生最高のアドバイスとなった。軍隊入りは悪い話ではなかった。少なくとも最初の時点ではこんなことになるとは思わなかった。水泳の記録を持っていたおかげで、軍の採用担当者は本来なら4年の任期を3年にして、その期間は海軍水泳チームの一員として国のために活躍してもらうと言った。パンアメリカン競技大会に出られる可能性だってある。ベトナムで死ぬかもしれないなどとは夢にも思わなかった。

だが、サンディエゴで新兵訓練を3分の2ほど終えたところで、ジョンソン大統領（レイ・カーツワイルと握手しようと快く手を差し出していたのと同じ大統領だ）がベトナム戦争での戦線拡大を決め、あらゆる軍のスポーツチームの解散を宣言した。それでも、彼は7936マイルも先のダナンとかいう場所に送られるような不運は自分には関係ないと思っていた。

どうしてこんなことになったのだろう。ベンターは頭が悪かったわけではない。ただし、兄のゲイリーほどは優秀でなかったかもしれない。ゲイリーは成績優秀、勉強でいくつもの賞をもらい、スポーツ選手としても輝かしい成果を残した。今はバークレーで勉強し、両親から溺愛されている。どうしてもっとゲイリーのようになれなかったのか。それは彼の人生の大きな謎に思える。彼は、母親からも父親からも口やかましく、いつまでも同じことを聞かれ続けた。条件が違うにしても、なぜ勝負しようとすらしないのか。完璧な人間に勝てるわけがない。だから彼は別の生き方を選んだ。試験用紙に落書きをしてこっそり逃げ出し、横柄な態度を名誉の証のように思っていた。

しばらく泳いでから

しばらく泳いでから、ベンターは後ろを振り返った。岸からはもう1マイル以上離れていた。彼のそばでは、首をもたげたウミヘビの群れが水面から顔を突き出していた。爬虫類化したたくさんのプレーリードッグが並んでいるようなその光景は彼を戸惑わせた。彼は立ち泳ぎに切り替えて、周囲を見回した。22歳の頭に疑問が浮かんだ。これは本当にいい考えなのか。だが、一瞬の逡巡の後で、迷いは消え、彼はまた泳ぎ始めた。今では岸も見えなくなり、彼は本当に一人ぼっちだった。そのときだった。海中で何かが彼をつついた。本能的に身震いするような感触。サメだ。噛む前につついて、様子を見ている。

彼の頭に最初に浮かんだのは、「俺の計画を邪魔しやがって」という思いだった。彼は向きを変えて泳ぎ続けたが、決心は揺らぎ始めていた。すぐそばに、姿の見えない流線型の殺人マシンがいる。彼を人形のように揺さぶり、沈んでしまえば鋭い歯を食い込ませてばらばらの肉片に変えてしまう。食いつかれ、焼けつくような痛みを感じ、それから最後にとどめの一撃が襲ってくる。彼は再び水をかいた。きょろきょろとあたりを見回す。くそったれの浜辺はどこだ。

だしぬけに別の恐怖が彼を襲った。あまりに激しく、根底を揺るがされるような恐怖に、彼は打ちのめされた。「俺は何を考えているんだ。死にたくない」。その思いは稲妻のように彼を打った。彼は多くの死を目にし、それがどれほどの無駄な死であったかを見てきた。それなのに、どうして自分の命を無駄にできるだろう。彼が死んで、20人とちょっとの死んだ米兵の数が1人増えたところで、彼以外の世界には何の意味もない。彼には命という贈り物が与えられている。そして今、それを意味のあるものにできるかどうかは彼自身にかかっている。

彼は再び岸の方を見て、体勢を整えた。アドレナリンがわいてくる。今度はまた別の恐怖が襲ってきた。岸まで戻れない可能性もある。どれくらい遠くまで泳いできたのだろう。方向はあっているのか。彼は一生懸命に泳いだ。腕がもげそうだ。しかし、ようやく陸地が視界に入り、浅瀬との境目が見えてきた。

しかし、ここにきて潮が動き始めた。潮流は長い手が手招きするように、絶え間なく彼を後ろに押し戻した。彼は水をかいた。ついに彼は波をつかまえ、次々に波に乗った。彼は海から吐き出された漂流物のように波の上を滑り、とうとう砂地に足がついた。そうして、彼はチャイナ・ビーチに倒れこんだ。体は疲れ切っていたが、心はこれ以上ないほどの安堵で満たされていた。自分は傲慢だったが、こうして生きている。疲労困憊の中で、彼は純粋な思いに包まれていた。まったく新しいエネルギー、何か価値のあることを成し遂げたいという決意が彼の中には生まれていた。

10　生きる価値のある人生

クレイグ・ベンターはあの日のチャイナ・ビーチでの誓いを実行に移した。実際に、彼は世界中のどの科学者よりも大きなセンセーションを巻き起こすことになる。だが、それはまだ25年以上先の話だ。１９６8年の話の続きに戻ろう。海軍を除隊になった後の彼の目標は控えめだった。まずは大学を卒業したい。運が良ければ、卒業後に悪くない給料をもらえる仕事が見つかるかもしれない。そこで、彼はミルブレーに戻り、サンマテオのコミュニティ・カレッジに入学願書を出した。高校時代の成績がひどかったため、ここくらいしか入れそうな学校はなかった。それに、彼の学問の才能はいい学校に入ったからといって開花する種類のものではなさそうだということも、自分でわかっていた。だが、2学期ほど通った後で、彼はカリフォルニア大学サンディエゴ校に転入することができた。ここから学者としての彼のキャリアが本格的に始まった。

ベンターの当初の計画は、アーサー・レビンソンと同じく、医者になることだった。あのひどいダナンのクォンセット・ハットで海軍衛生兵をしていたおかげで、彼は米国内で数年勤務したそこらの医者よりもたくさんの外科手術をすでにこなしていた。だが、がんについて歴史に残るような研究成果を出した生化学者のネイサン・O・カプランの下で勉強するうちに、ベンターは研究者の道に進むことを決め、生きる価値のある人生のハードルを上げた。彼が医師に向いているという前提で話すなら、医師になれば人生で数百人の命を救えるかもしれない。だが、研究者になって本当に画期的な発見をすれば、世界全体を救えるかもしれない。

そこで、ベンターは1972年に生化学の学位を取得し、1975年には一気に生理学と薬理学の博士号を取った。問題は、次に何をするかだ。彼には意志があった。だが、世界を救うために彼はどうすればいいのだろう。

彼は学問のキャリアの次の段階としてほとんどの学生が選ぶ博士研究員の道には進まず、ニューヨーク州立大学バッファロー校からの誘いを受けることにした。初任教員の職で、海辺に太陽の光があふれるサンディエゴからは遠く離れていたが、降ってわいたようなチャンスだった。

バッファローで、ベンターはすぐに同僚たちに顔を覚えられた。しかし、あまり好ましい形ではなかった。彼は無精ひげを生やし、長く伸びた薄い毛をポニーテールにまとめ、バラの模様が入ったベルボトムをはいて校内を闊歩していた。服の色の組み合わせはけばけばしく、見ているだけで頭痛を起こしそうだった。

おかしな風体に加えて、ベンターはとにかく不愛想だった。彼はいつも自分の考えを正確に伝えようとしていたが、加減というものを知らなかった。そして、どこかでやり過ぎたときに、なぜそれが問題にされるのかをまったくわかっていないようだった。着任した初日、彼はある学生の博士論文審査会に出席することになった。その女子学生は彼を審査会に招いた教授のお気に入りで、教授は優秀な教え子を前に明らかにうれしそうにしていた。だが、その空気はベンターには通じなかった。論文審査についての意見を求められた彼は、「僕が今まで聞いた中で一番くだらないたわごとのオンパレードですね」と言った。

しかし、ベンターは熱心で独創力のある研究者だった。彼はサンディエゴのネイサン・カプランの下で始めた、アドレナリンが脳や体の細胞に与える影響についての研究を続けた。アドレナリン受容体にかかわる遺伝子を見つけることができれば、あらゆるメッセージが脳内で伝わる過程が明らかになるかもしれない。そして、それが実現すれば、いずれは人間が様々な行動をとる理由を解明できるだろう。彼のような人間がとる行動の理由も。

しかし、バッファローで数年過ごすうちに、ベンターはいらだちを募らせるようになった。どうすれば何かを本当に変えることができたのだろうか。世界を変えるような研究はどこにあるのだろう。そこで、1986年に彼と2番目の妻で科学者のクレア・フレイザーは国立衛生研究所の傘下にある国立神経疾患・脳卒中研究所に職を移した。彼らは1秒たりとも無駄にせず、メリーランドに引っ越した。国立衛生研究所に行けば、世界に衝撃を与える方法がついに見つかるかもしれない。

蓋を開けてみれば、その通りになった。

科学界のあちこちでは、あっと驚くような新構想の話がささやかれていた。うわさでは、それは全ヒトゲノム塩基配列の解読に関することらしい。多くの科学者たちは、このアイデアをまともではないと考えていた。あまりにも大がかりな計画だ。だが、大物のジェームズ・ワトソンが関心を持っているといううわさもあった。ワトソンは、フランシス・クリック、モーリス・ウィルキンス、ロザリンド・フランクリンとともに１９５３年にＤＮＡの構造を解明した人物だ。１９６２年に、ワトソンとクリックとウィルキンスはノーベル賞を受賞した。フランクリンが撮影したＤＮＡ分子のＸ線写真はＤＮＡ構造発見の重要な決め手になったが、彼女はその4年前に死去していたため、受賞対象にならなかった。[8] いずれにしても、彼らの発見は科学史上に残る偉業だった。

それ以来、ワトソンはノーベル賞受賞者が往々にしてそうなるように、発言力と影響力のある科学者になった。彼はハーバード大学で教鞭をとり、かの有名なコールド・スプリング・ハーバー研究所の所長になった。１９６５年に彼は遺伝学の著書『Molecular Biology of the Gene（遺伝子の分子生物学）』を書き、その3年後に科学史上に残るベストセラーの一つに数えられる『The Double Helix（邦題「二重らせん」、講談社ブルーバックス）』を発表した。

10年間の大変な苦労を経て、ベンターはようやくしぶといたんぱく質（アドレナリン遺伝子）の秘密を解明した。そして、他にも何十万種類と存在する遺伝子を発見するにはとても長い時間がかかることを理解した。しかし、そんな悠長なことをしている時間は彼にはない。人間のあらゆる遺伝子の裏に潜む意味を短期間で解き明かせる新しい方法があるなら、知りたかった。

このときのベンターには知るよしもなかったが、この研究によって彼の人生は大きく変わろうとしていた。そこでは、老化の問題を解決するために基礎科学が必要とされていた。

Part 3

リソース

死の陰の谷を行くときも　わたしは災いを恐れない。
あなたがわたしと共にいてくださる。あなたの鞭、
あなたの杖　それがわたしを力づける。

――――詩編 23 章 4 節

11　ヒトゲノム

ベンターがまだ国立衛生研究所の仕事に就いてもいなかった頃、人間のＤＮＡを解読するという構想の可能性を探るために生物学の大物たちがコールド・スプリング・ハーバー研究所に集まっていた。この頃はそもそも「ゲノム」という概念そのものがほとんど知られていなかった。あるとき、生命倫理学者が何人かのペンシルバニア州議会議員に自分のゲノムはどこにあると思うかを質問した。３分の１の議員は脳にあると答え、別の３分の１の議員は生殖腺にあると思うと答えた。残りの議員は答えがさっぱりわからなかった。１９９０年代には、マイクロソフトの編集ソフトＷｏｒｄに「ｇｅｎｏｍｅ（ゲノム）」と入力すると、スペルチェック機能で「ｇｎｏｍｅ（地の精霊）」に自動的に直された。ジェネンティック社のハーバード・ボイヤーでさえ、ゲノムを解読する方法など存在しないだろうと考えていた。ゲノムは複雑すぎて、人間がどうにかすることなど永遠にできないだろうと。

正直に言えば、1986年の時点では、複雑精妙な構造を持つ、目に見えない生体分子であるDNAのたんぱく質を読み取ることは限りなくむずかしかった。DNAに人間の発達や営みに必要なあらゆる情報が書き込まれていることは数十年前から知られていた。この分子ソフトウェアプログラムには、1個の受精卵が発達して体や脳を形成し、十全に機能する人間になるまでの過程が4種類の塩基の様々な組み合わせによって書き込まれている。世界中で人々は起きて仕事に行き、赤ちゃんをあやし、複雑で多様な人生を目にしている。そのすべてを実現した奇妙な太古の物質に思いをはせることはほとんどない。また、人間のDNAに少しばかりの極めて重要な変化があったことは明らかだが、大部分はこの20億年ほどの間ほとんど変わっていないことは知られていない。

ゲノムは、アデニン（A）、グアニン（G）、シトシン（C）、チミン（T）という4種類の塩基で構成される。これらの塩基が結合してはしごがねじれたようならせん構造を形成し、人間の体内にある100兆個の細胞の一つ一つの中におさまっている。らせん構造の幅はわずか790万分の1インチしかなく、肉眼では見えない。塩基対の配列によって、遺伝子と呼ばれる情報の集合体が作られ、遺伝子の順序によって、体が機能するために必要なあらゆる細胞を作る方法や人間が生きていくために必要なあらゆる機能が記述される。

DNAたんぱく質の中には、ポップコーンの消化を助ける酵素や、性欲を高めるホルモンの材料を届けたり、神経細胞を刺激する一連の分子間相互作用を起こすようなものもある。そうかと思えば、異常を引き起こして病気にさせる遺伝子が作られることもある。１９８０年代にはすでに、遺伝子は組み合わせによって違った作用を示すことが知られていた。だが、どのような組み合わせがどのような作用を起こすのかはほとんどわかっていなかった。それがわかったのは、ぼんやりしたX線画像に目を凝らし、色（Aは緑、Cはマゼンタ、Gは青、Tは赤）でDNAの塩基対の配列を探すという手間のかかる作業の末だった。過酷な仕事だ。

ヒトゲノム計画と呼ばれるようになったこのプロジェクトに賛成する科学者たちは、これらすべての遺伝子が運ぶ情報を突き止めたいと思っていた。遺伝子には、すべての人間に共通する詳しい設計図と、人によって変わるレシピの両方が書き込まれていると研究者たちは信じていた。

生物学者たちはこのごちゃごちゃしたものを解読するために性能が向上しつつあったコンピューターを使い始めたが、処理には時間がかかった。１９８０年代半ばに、スタンフォード大学の科学者が1個の細胞分裂のコンピューターシミュレーションを行った。シミュレーションには0・5ギガバイトのデータと10時間の時間がかかった。これが普通だったのだ。専門家たちは、計画を成功させるにはコンピューターの性能がかつてないほど飛躍的に向上しなければ無理だと言った。究極的には、ゲノムに関する情報が属するべき場所はそこだからだ。それ以外に方法はない。

とてつもない難題だったが、ハーバード大学のノーベル賞受賞者ウォルター・ギルバートはコールド・スプリング・ハーバーで開かれた会議でヒトゲノムはまさしく生物学の「聖杯」だと述べた。その通り、費用はかかり、多大な困難を伴うが、科学界と政府が「3万人年」と30億ドルを投じれば、実現は不可能ではない。ＤＮＡ塩基対１組につき１ドルの計算になる。米国政府をもってしても、かなりの金額だ。

低音ボイスの情熱家、スタンフォード大学の遺伝学者デビット・ボットスタインは、こんなアイデアはばかげた無駄遣いだと演壇に詰め寄った。世の中には科学研究のための金がたくさん出回っているが、ヒトゲノムの解読に莫大な金額が吸い取られれば、それよりもはるかに価値のある研究がブラックホールに消えかねないし、このモンスター級のプロジェクトに参加する研究員、特に若手の研究員は独自の研究をするチャンスを奪われかねない。彼の言葉に大きな拍手が起きた。

これでプロジェクトの命運は決まったかに思われた。だが、決着はまだついていなかった。それからの2年間、プロジェクトには一定の支持があったために完全に消滅することはなかったが、膠着状態が続いた。そしてあるとき、ジェームズ・ワトソンがプロジェクトの実行に賛成した。たちまちのうちに空気が変わった。

自分は「人を動かす人間」だというのがワトソンの自己評価だ。これは妥当な評価だろう。遺伝子研究と学術界の政治について言えば、彼はまぎれもない巨人だ。こうして１９９０年10月１日、英国、日本、ドイツ、中国、フランスの研究者たちによる合同発表が行われた。米国政府から10億ドルの拠出を受け、ワトソンの舵取りでヒトゲノム計画が正式に始動した。プロジェクトの終了まで15年という期限が定められ、名前も国立ヒトゲノム研究所（ＮＨＧＲＩ）と改められた。少なくとも計画ではそうなっていた。しかし、計画とは往々にして予定通りにいかないものだ。

ＮＨＧＲＩの最初の作業

最初のうち、ＮＨＧＲＩの作業はクレイグ・ベンターの目から見ても問題なく順調に進んでいた。だが、時間が経つにつれて、遅々として進まないプロジェクトにベンターはいらだちを募らせていった。しばらくすると、彼は自分の意見を堂々と口に出すようになった。

１９８０年代半ばには、クレイグ・ベンターは大勢の国立衛生研究所の研究者たちの中でも目立たない存在になっていた。彼はそれなりに優秀な生化学者という評価は受けていたが、ジェームズ・ワトソンのような大物たちの関心を引く研究者ではなかった。しかしそれから10年後、アーサー・レビンソンがジェネンティック社で出世の階段を駆け上がり、レイ・カーツワイルが最も有望な発明家として米国内で名を知られるようになった頃、ベンターも研究者としてキャリアを重ねていた。

大きな転機となったのは、自動ＤＮＡシーケンサーとの出会いだった。シーケンサーは遺伝子を特定できる装置で、ＤＮＡの4種類の塩基にレーザー光を照射して、すぐにA、C、T、Gのどれかを判別し、コンピューターに順番に情報を記録する。ベンターは一瞬のうちに理解した。この装置を使えば、他のどんな技術よりもはるかに短い時間で、一つ一つの遺伝子の配列を解析できる。すぐに彼はジェット機に乗ってカリフォルニア州のフォスター・シティに向かい、装置を開発した科学者の1人、マイク・ハンカピラーに会った。見た目にも美しい装置だった。ベンターはその場で2台を買い求めた。

ハンカピラーの装置のように、コンピューター内でのヒトゲノムの塩基配列決定（シーケンシング）が可能になったことは、恐ろしく長い電話番号リストのようなゲノムのすべての配列を、目もくらむようなスピードで、順番通りにたどれるようになったことを意味する。だが、ベンターがこの新兵器を紹介した後も、NHGRIはこの手法を採用しなかった。

理由はいくつもあった。

1993年に、ジェームズ・ワトソンの後任の新しい科学者がNHGRIにやってきた。彼の名前はフランシス・コリンズといった。コリンズは、遺伝子研究者の代表格の1人で、本格派の科学者という評価を受けていた。若干43歳ながら、彼はミシガン大学で潤沢な資金を得て遺伝子研究室を運営していた。他の科学者たちとの共同研究で、コリンズは「染色体ジャンプ法」と呼ばれる方法を使用して、嚢胞性線維症、ハンチントン病、患者の老化が急激に進むハッチンソン－ギルフォード症候群の背後に潜む遺伝子の問題を発見した。

NHGRIに着任早々、コリンズは大忙しだった。彼は、ヒトゲノム計画が自ら課した15年という期限に間に合いそうもないことをすでに理解していた。高速処理が可能なハンカピラーの新兵器がベンターによって持ち込まれていたものの、ＮＨＧＲＩではこの方法が正確にゲノムの塩基配列を読み取る最善の手段なのかどうかに疑問が持たれていた。コリンズは、ハンカピラーの装置は処理がずさん過ぎると思っていた。短時間で結果を出せるからといって、精度を犠牲にすることは絶対にあってはならない。基準は「時の試練に耐える」ものでなければならないと彼は言った。塩基対1万組につき1組以上の誤りがあってはならない。それで話は終わりになった。

ベンターは怒り狂った。彼の科学観と人生観の本質にかかわる彼の一番の主義は、カリフォルニア大学サンディエゴ校の恩師であるネイサン・カプランから教えられたものだった。

科学者たるもの「新たな試み」に挑まなければならないとカプランはベンターに言った。以前からの問題を解決するためには、新しい解決策を試すようにしなければならない。それなのに、新しいものに挑戦しようとしない科学者が多すぎる。それはなぜか。彼らは心の底で恐れているからだ。これまでずっと自分たちが正しいと思っていた理論が、アイデアが、よさそうな概念が間違っている可能性があるという、恐ろしい真実が明らかになることを。何か新しいことに挑戦し、その結果として自分たちの仮説が叩きつぶされては困る。だから、前に進むのではなく、限界に挑むのでもなく、新たな試みを避け、現状にしがみつくほうが楽だと多くの科学者たちは考える。

ベンターはカプランの言葉をいつも心に留めていた。彼にとって「新しい試み」は心を奮い立たせる言葉になった。可能性に賭けよう。たとえ大事なものが消えてしまっても、知識が力になる。それが科学にしろ、人間にしろ、進歩を望むことができる唯一の道だろう。そして、それはチャイナ・ビーチでの「人生を価値のあるものにする」という神聖なる彼の誓いを実現するための最善の道でもある。

それにもかかわらず、コリンズは「時の試練に耐える」という彼の基準を崩さなかった。時間はかかるが、少なくとも信頼性は確保できる。

2人は負けず劣らず今回のプロジェクトの重要性を理解していた。ヒトゲノム計画はとてつもない、おそらくは科学史上最大規模の試みであることについて、2人の意見は一致していた。コリンズは、ヒトゲノムの解読は原子核分裂を超える大計画だと考えており、講義ではヒトゲノムを「生命の本」と呼んでいた。そう、このプロジェクトが高潔で尊い、歴史的な取り組みであるという考えは2人とも同じだった。だが、彼らが折り合えるのはそこまでだった。

この後に続く政治的・科学的なやり合いについては何冊もの本が書かれているし、扱った記事も数えきれない。最終的に、ハンカピラーの遺伝子解析企業を買収した、コネチカット州を本拠とする分析とコンピューター科学の大手企業、パーキンエルマー社の支援を受けて、ベンターが営利企業としてヒトゲノム解読を独自に行うセレラ社を設立することで話は決着した。セレラ社は計画に必要な予算を手にすることができた。ざっと3億ドルだ。つまり、ベンターはＮＨＧＲＩもフランシス・コリンズも誰の力も借りることなく、先に進めるようになった。

1998年5月8日の午後に、ダレス空港のレッド・カーペット・クラブで開かれた会合で、この2人の科学者は対峙した。まるでドラマの一場面のようだ。カリフォルニア生まれの青い目をした元衛生兵、金髪の巻き毛は今ではすっかりはげあがっているが水泳で鍛えた体つきは健在のベンターと、ダークブラウンの豊かな髪が広い額に流れ、ひょろりとしていかにも学者といった雰囲気を漂わせるコリンズ。

ベンターは礼儀正しさを保ちながらも、単刀直入に切り出した。「ゲノムの解読を終えるまでさらに7年もの時間をかけることをみんなが望んでいるとは思えない」と彼は言った。「私はパーキンエルマーと組んで新しい会社を作る。我々の目標は、マイク（・ハンカピラー）の新型シーケンシング装置を200台ほど使って、自分たちでゲノム解読を進めることだ。あなたたちと同じように、ゲノムの情報は誰でも無料で見ることができるように公開する。一番の違いは、我々は2001年、あなたたちの予定より4年早くヒトゲノムの解読を完了させる見通しがあることだ」。

ベンターの計画は大きな賭けだった。生物学の歴史ではもちろん、かつてなされたことのないような試みだ。すべての技術的要素が間断なく機能しなければならないし、少しでもほころびが生じれば計画は頓挫し、その先に待つのは破滅だ。ベンターもつるし上げを食うのは間違いない。しかし、彼にとってそんなことは問題ではなかった。計画が完全に失敗する可能性もある、と彼はコリンズに告げた。しかし、うまくいくかもしれない。だから、試してみなければならない。新しい試みに挑戦する。それこそが、まさにベンターがこれからやろうとしていることだった。

ヒトゲノムの解読

セレラ社がヒトゲノムの塩基配列の解読をすべて終えたのは、3年後の2001年ではなかった。正確には、その作業が終わったのは2000年7月1日、つまり2年で終えることができたのだ。その間に、すべての当事者であるNHGRIとセレラ社は交渉を進め、ゲノムの解読は双方の協力の下で行われたと発表した。ベンター、コリンズ、クリントン大統領、計画にかかわった世界中のあらゆる組織。みんなが納得した上での結論だった。そして、ついにその日がやってきた。

世界各国から来た600人の報道陣が発表を待ち構えていた。ギラギラまぶしい照明とレンズを向けるテレビクルー、メモと録音機を手にして油断のない視線を送る大手の雑誌や新聞の記者、カメラマンとその助手など。誰もが米国大統領自身が「これまでに人類が作成した中で最も重要かつ最も素晴らしい地図」と表現した科学的偉業、ヒトゲノムマップが誕生した経緯についての情報を得るべく集まっていた。大勢の人々が入り乱れるその様子は、足がたくさん生えた巨大な怪物のように見えた。

ベンターはこの日を長い間待ち望んでいた。しつこい男だと意地悪い言い方をするものもいたが、それは意見の相違というものだ。しつこさを粘り強さと受け取る人間もいる。ベンターは中傷を受け、のけ者にされ、頭がおかしいと言われた。しかし、とうとう彼は道を見つけた。ベンターは光の当たる場所を探している間に、高潔な大志を抱き国が支援するチームをぶち壊そうとやっきになっている誇大妄想狂のやっかい者だと、ピカピカの象牙の塔から一度ならず非難されてきた。ある科学者は、ニューヨーカーの記事で彼を堂々とくそったれ呼ばわりした。しかし、ベンターにはセレラ社を立ち上げるか、ＮＨＧＲＩで完全な蚊帳の外扱いを受けながら貴重な時間と金を無駄にするか以外に道はなかった。

それでも、ベンターは人望と評価を得たいと思っていた。彼は繰り返し、自分はＮＨＧＲＩの上層部に認められたいとは思わないと言ったが、それは言葉通りの真実ではなかった。ベンターの人生の最大の皮肉は、彼が本当に認められたいと願う相手からはいつも拒絶され続けたことだった。兄、父親、学者たち、そして政界のトップ。

しかし今日、少なくともいくらかは、彼の望みは叶えられた。彼は大統領の右側に立っていた。彼は新たな試みをやり遂げ、この素晴らしい日にかつてメリウェザー・ルイスとトーマス・ジェファーソン大統領がまた別の広大な謎の地、ルイジアナ・テリトリーの地図を作成するために会談したイースト・ルームで、遠慮なく自分の意見を口にすることができた。人間の存在を可能にしている、分子配列からなる遺伝暗号を読み取ることによって、ようやく科学ががんや糖尿病、パーキンソン病、アルツハイマー病など、私たちを苦しめてきたあらゆるやっかいな病気の問題に本腰を入れて取り組めるようになったと彼は確信していた。大勢の命が救われ、医学界は大きく変わるに違いない。その実現は時間の問題だ。

12　加速を加速させる

政治の話を抜きにすれば、ワシントンD.C.の3月は年間を通して特に気持ちのいい時期だ。夏の厳しい暑さと汗だくになるような湿度から解放され、ナショナル・モールには人があふれて、列をなした観光バスがひっきりなしに首都の道を行き来する。春の初めはだんだんと暖かくなり、桜の花のつぼみもほころんでくる。だが、2000年3月14日、レイ・カーツワイルがダークスーツと落ち着いた赤のネクタイに身を包み、ホワイトハウスのイースト・ルームに続く廊下をずかずか歩いていた日はその限りではなかった。外は寒く、冷たい南風が吹きつけ、ワシントンの数々のモニュメントの上には明るく背の高い雲がかかっていた。

21世紀にまもなく足を踏み入れようとするこのときにも、レイモンド・カーツワイルの人生は順調だった。彼はこれから、ウィリアム・ジェファーソン・クリントン米大統領に会うところだった。

米国国家技術賞のメダルを首にかけてもらうためだ。ホワイトハウスで栄誉を受けただけでなく、彼はようやく不死と人工知能の処方箋を本にまとめ始め、前年の10月に最新の著書『The Age of Spiritual Machines（霊的機械の時代）』を発表した。父親の死から29年、初めてコンピューターを作ってから32年が経っていた。レイ・カーツワイルの力をもってしても、一大構想を浸透させるには時間がかかる。

その日にメダルを授与されることになっていた人間は、もちろんカーツワイル一人ではなく、他にも16人の受賞者がいた。（一人には賞が死後追贈された。受賞者はジェネンテック社の共同設立者であるボブ・スワンソンで、わずか数カ月前に脳腫瘍のためこの世を去っていた）。クレイグ・ベンターの名前はこのときの受賞者の中にはない。彼がメダルを受け取るのは8年後になる。それにもかかわらず、賞をもらうためにその日に集まった全員がベンターの存在を感じていた。3カ月半ほど前に、ベンターはホワイトハウスの彼らが集まったまさにその部屋の同じ演壇でクリントン大統領と並び、ヒトゲノムについてのスピーチをした。世界中がその会見を見ていた。実際に、注意して話を聞いていれば、その日の様子は様々な功績を残した科学者が集まった授賞式というより、ヒトゲノム計画のための催しのように思えたかもしれない。クリントン大統領はリボンで飾り立てられたメダルを配る前に、その日の朝に米国と英国が、ヒトゲノム計画が最終的に公開するすべての遺伝子情報を「あらゆる国の人々のために、あらゆる国の科学者に無料で提供する」ことで合意したことを告げた。クリントン大統領はこの点を非常に重視していた。進歩は科学を変えるだけでなく、すべてを変えるからだ。

プロジェクトで発見された、白血病、統合失調症、腎疾患と遺伝子の関連はすでに明らかにされていたが、クリントン大統領はがんや心臓病など他の病気の遺伝的関連についてもまもなく明らかになるだろうと考えていた。人間がなぜ病気になり、死ぬのかという秘密が白日の下にさらされ、解決策もわかるだろうと大統領は述べた。

ちょっと気がつきさえすれば、イースト・ルームで首からメダルを下げた出席者のうち少なからぬ数の者は、クリントン大統領が名指しした病気の名前を「老化」に置き換えられたのではないだろうか。そうしていれば、レイ・カーツワイルが5年前の1995年からじっくり考え始めた世界をのぞき見ることができたはずだ。

発想は単純だ。地球に隕石でも衝突しない限り、ヒトゲノムは様々なやり方で解読されていく。さらに、ヒトゲノム計画で公開される遺伝子情報は1年ごとに倍増するペースで増え、同時に解読コストは半分に下がっていることがわかっている。つまり、コンピューター科学と生物学の進歩が融合すれば、人間と機械も一体化に向かい始めるということだ。彼はそのすべてを知っている。そのテーマについて何冊もの本を書いているからだ。

そして今、3月の朝に、演壇の前に並ぶ他の受賞者と一緒にぴしりと姿勢を正して座り、大統領に笑みを向けるカーツワイルはひそかに考えていた。この考えはようやく理解されつつある。もちろん、そうなるはずだ。収穫加速の法則がそうさせるのだから。

収穫加速の法則

自らが提唱した収穫加速の法則（LOAR：Law of Accelerating Returns）をカーツワイル自身が理解し始めたのは１９８０年代だったが、『The Age of Spiritual Machines（霊的機械の時代）』の出版を機に体系化した形にまとめられた。この法則の出発点は、実際的な問題だった。カーツワイルはこれまで様々な技術を生み出し続けてきた。問題は、それらの技術の公開時期を決めるための体系だった。カーツワイルに発想が出てこなくて困るということはなかった。だが、素晴らしいアイデア、あるいはよく考えられた発明を生み出せたとしても、それを受け入れる市場がなければ何の役に立つだろう。タイミングは何よりも重要だ。

１９８０年代には、カーツワイルは未来をしっかり予見していた。彼は、２０００年までにコンピューターが世界最強のチェスプレーヤーに勝てるようになると予想していた。そして、何たることか、１９９７年5月に彼の予想は現実となった。ＩＢＭが開発したコンピューター、ディープ・ブルーが歴史に残る激戦を制して、チェスの世界チャンピオンだったガルリ・カスパロフに勝利したのだ。世界中が息を飲んだ。

カーツワイルは、まだ世界のインターネット利用者数が260万人くらいの頃から、1990年代初めのインターネットの爆発的な成長も予想していた。2017年に利用者数は37億人に達し、増加率は1000倍を超えた。スマートフォン、クラウドコンピューティング、自動運転車の出現も彼の予想の範囲内だった。カーツワイルは何もかもを見抜いていたわけではないが、ヒトゲノムのデジタル化というアイデアも、それに伴って急成長したあらゆるビジネスも、すべてを見越していた。

未来を予測する中で、カーツワイルが目をつけたのはムーアの法則だった。ムーアの法則を唱えたゴードン・ムーアは、シリコンバレーの巨大企業であるインテルの前身、NMエレクトロニクスの創立者の一人だ。2000年にインテルは他社の追随を許さない、世界最大の高性能シリコンチップメーカーの座にいた。1965年に雑誌『エレクトロニクス』で、ムーアはついでのように、当時の集積回路の部品数、トランジスタやダイオードやコンデンサなどの数は毎年2倍に増えており、そのペースはおそらく今後10年間は続くだろうと述べた（1975年、彼は自らの見通しを修正し、2年ごとの倍増に予測を改めた）。要するに、少なくとも集積回路について言えば、変化は指数関数的に進行している。この発見はシリコンバレーの重要な基準となり、その後40年間で圧倒的な数のアイデアや、金や、変化が生み出された。

カーツワイルはムーアの法則について考えるうちに、この法則はもっと大きな流れの一部ではないかと思うようになった。シリコンチップの発明程度では現れてこず、ビッグバンが出てきて初めて見えてくるようなものだ。宇宙は、最初の数ミリ秒から現在に至るまで構造形成を加速させてきた。最初に銀河と恒星が形成され、それから惑星が生まれた。次に、地球に生命が誕生し、自己組織化が生物進化と自然選択の大きな飛躍を促し、最初の単細胞生物から象へと世界の生命体を多様化させた。それから、知能や人間の意識が生まれ、記号を使い、自己を認識する生き物が思いついた技術が大きな変化をもたらした。言葉、言語、文学、芸術、数学、そしてソフトウェアコード、コンピューター、ロボット、遺伝子工学にいたるまで様々な分野で、過去の土台と発展を足がかりとする加速度的な成長が訪れた。あらゆる秩序が整うにつれて、さらに短期間で新たな秩序が生まれるようになった。これがムーアの法則を内包する、はるかに包括的な進化のビジョン、収穫加速の法則——ＬＯＡＲだ。

カーツワイルはこの考えを世界に広めることに力を注いだ。演壇の上で、会議場で、彼はＬＯＡＲが宇宙でどのように展開されてきたかを示すグラフを紹介した。大人になっても、彼の思いはジャクソン・ハイツでがらくたを集めていた子供の頃と変わっていない。僕が世界を変えるんだ！　彼は歴史の転換点となる時期を明らかにし、グラフの曲線がホッケースティックの形になる様子を示した。進歩を表すグラフの線は、スティックのブレードのような平坦な直線から突然上昇して、シャフトのような直立に近い傾斜の完璧な指数関数曲線に変わる。

指数関数的な成長では、グラフの上昇は最初のうちゆっくりで、ほとんど平らに見えるが、「ニーポイント」と呼ばれる変曲点に到達すると、いきなり急激な上昇が始まる。人類は現在、そのような変曲点に近づいているとカーツワイルは言う。これまでずっと長きにわたってゆっくりとしか進まなかった物事は不透明な時代をまもなく終え、垂直に近い急激な上昇を始める準備が整いつつある。20世紀なら20年かかっていたことが、21世紀の初めには14年間で終わり、その次は7年間しかかからなくなり、さらにその次は3年半で済む、といった具合だ。そうやって計算すれば、21世紀の終わりまでに、人間の技術はこれまでの2万年に匹敵するほど進歩することになる。このことは、初期の宇宙を形成し、DNA、遺伝子、言語、数学などを登場させた化学的相互作用や分子間相互作用から生まれたあらゆるものにはっきり表れている。スイス製の時計の絶対的な信頼性が加速的に高まっているように。

その証拠として、カーツワイルは1973年にマーティン・クーパーが世界初の携帯電話を持って歩き回っている写真を見せる。当時の携帯電話はすごく大きかった。巨大なパンの塊にアンテナを取りつけたような恰好で、ろくに機能しなかった。だがご存じの通り、次にあちこちで使われるようになった折り畳み式携帯電話はスタートレックの通信機さながらだった。さらにアップルがスマートフォンを開発し、あっという間に従来型携帯電話を圧倒した。今では、誰もがクラウドに接続された携帯型コンピューターを持ち歩き、指を動かすだけでたくさんの情報や知識を手に入れられる。最初のうち、不格好でかさばる携帯電話をぶら下げて歩き回るというアイデアは、この上なくばかばかしいと思われていた。カーツワイルはこのことでよく苦笑いをしていた。ほどなくして、携帯電話なしでの生活が考えられない世の中になった。そして人々は言う。「ああ、たいしたことじゃないよ。ずいぶん前からあったじゃないか」。彼らがそんな風に思うのは、「直近効果」が原因だ。直近効果とは、新しいものが生活に欠かせなくなると、以前からあったもののように思えてくることを指す。ファックス、電子レンジ、動画配信サービス、ジェスチャーで開く車のドアなどを思い浮かべれば、納得できるだろう。

不死への挑戦もほとんど同じような流れになるだろうとカーツワイルは言う。最初のコストは高いし、常識をはるかに超えて長く生きるというアイデアは、携帯電話や自動運転車と同じようにばかげていると思われるだろう。だが、いずれコストは大幅に下がる。本当に役に立つようになるのはそれからだ。役に立たない技術に大金を出すのは金持ちだけであることは歴史が証明している。彼らにはそれだけの余裕があるから、早いうちに先鞭をつける。しかし、他の人々が利用できる程度にまで新技術の価格を下げるのは彼らだけではない。

２０００年3月のイースト・ルームで、カーツワイルは不滅の真実を世界が垣間見ていることを見てとった。人類生物学は二極化に向かっており、新しい世界が生まれようとしている。そして、その世界は永遠の命に向かって少しずつ近づいている。

とてつもない長生きを実現する

とてつもない長生きを実現するというビジョンを持つレイ・カーツワイルの信念の一部は、ホワイトハウス訪問の1年前に生まれた。彼はK・エリック・ドレクスラーのフォアサイト研究所で開かれたナノテクノロジー学会でランチタイムの行列に並んでいた。列が進むのを待っている間に、カーツワイルは細身ながらいかにもタフそうな医師のテリー・グロスマンと立ち話を始めた。グロスマンはコロラド州ゴールデンでグロスマン・ウェルネス・センターを運営していた。グロスマンは最近『The Baby Boomers' Guide to Living Forever（永遠の生を目指すベビーブーム世代のためのガイド）』という著書を出したばかりで、2人はすぐに意気投合した。グロスマンのウェルネス・センターは若さと健康に関するあらゆることを扱っており、彼は高栄養食、健康食、運動、有害金属を体外に排出するキレーション療法など、長生きのための様々な方法を開発していた。

カーツワイルはグロスマンの研究に興味をそそられた。グロスマンの考えに彼は賛同した。1980年代の初めに、彼は2型糖尿病と診断された。食生活の乱れが主な原因だった。大学を卒業してまもない頃、起業家たちの会議に出るためにスーツを着なければならないことがあった。だが、クローゼットからスーツを引っ張り出して着てみると、きつすぎてボタンが閉まらなくなっていた。それほどに彼は太っていたのだ。糖尿病を薬で治療しても状況が悪くなるだけだと考えたカーツワイルは、自分なりに調べて、問題に取り組むことにした。彼は食習慣をがらりと変えた。糖と名のつくものをすべて控え、体重を減らし、厳選されたサプリメントを大量に飲んだ。そして、1993年に2冊目の著書『The 10% Solution for a Healthy Life：How to Reduce Fat in Your Diet and Eliminate Virtually All Risk of Heart Disease（健康的な生活のための10％の解決策：脂肪を減らしてあらゆる心臓病のリスクをほとんどゼロにする方法）』を出版した。

会議が終わってからの数カ月間で、グロスマンとカーツワイルは1万通以上のメールをやりとりした。そのやりとりから新しい本『Fantastic Voyage：Live Long Enough to Live Forever（素晴らしい航海—永遠に生きるために長生きする）』が誕生し、2004年11月に発売された。この本はとにかく楽観的な目標を掲げていた。死をなくそうというのだ。老いて死ぬことを良しとする人間もいるかもしれないが、カーツワイルはそう思わなかったし、それはグロスマンも同じだった。彼らのやり方がイカれているとか非現実的だと言うなら、この本を読んでから文句を言ってほしい。

この時点で、カーツワイルはまもなく60歳になろうとしていた。死にも何か良いところがある、人生に意味を与えてくれるという考えが彼をひどく苦しめた。老化は精神的な活力を奪い、感覚を鈍らせ、性的欲求を低下させる。やがて、人生も残り少なくなる頃にはすべてが奪われる。

カーツワイルらの本はどのようにすれば死を免れられるのかを読者に明かしている。その大きな突破口の一つとなるのがヒトゲノム計画だ。ヒトゲノム計画は遺伝子の詳細を探り当て、なぜ、どのようにして人が死ぬのかを明らかにし、一人一人に合わせた新しい治療につながる。科学は新しく臓器を培養したり、古い臓器を再建したり、ヒト遺伝子を組み換えたりして、すでに老化が進んだ箇所を元に戻す方法も見つけている。遺伝子組み換え技術も、まもなくパーキンソン病やアルツハイマー病、エイズなどの病気を治療する食品を作るために利用されるようになるかもしれない。可能性は無限だ。

カーツワイルとグロスマンは、「三つのブリッジ」と呼ぶ戦略を利用して誰もが永遠の生を手に入れる方法を紹介している。一つ一つのブリッジは、一つの石から隣の石に飛び移りながら川を渡る方法にいくらか似ている。第1のブリッジでは、第2のブリッジを進めやすくするために、読者は賢く健康的な生活を送ることを求められる。第2のブリッジは、ヒトゲノムから得られた知見を主な基盤とするバイオテクノロジーの画期的な進歩で構成される。その先の第3のブリッジは、カーツワイルのお気に入りのナノテクノロジーと人工知能（ＡＩ）だ。「次善」の生物学に代わって、とてつもない長生きを可能にする。

本で紹介されている各ブリッジは、いずれ科学がたどり着く最終章を細部まで想定して構想が練られている。読者は第1のブリッジのサプリメントや運動や健康診断から始めて、第3のブリッジでナノテクノロジーが実現する「プログラム可能な血液」に行きつく。本では、食生活（「食べ物と水」、「脂肪とたんぱく質」）、私たちを死に至らしめる元凶（糖や炎症）、すべてを克服する方法（ホルモン療法、ゲノム学、デトックス、運動）などに章が割かれている。ベビーブーム世代にとって特に重要な点は、健康を維持することだ。なぜなら、2004年の段階ではバイオテクノロジーの革命はまだ実現していない。ベビーブーム世代が健康にしっかり注意を払わなければ、兆しが見えつつあるバイオテクノロジーの進歩の恩恵を受ける前に命が尽きかねない。

2004年の時点で、人類は永遠の生を手に入れるために必要な道具や技術を持っていなかったのか。答えが「ノー（持っていない）」であることは、著者たちも認めざるを得ないだろう。しかし、忘れてはならない。人類の特徴を明確にすることは、限界の先を求める過程でもある。カーツワイルははっきりとそうすることを呼びかけている。科学が速度を緩めることはない。収穫加速の法則は指数関数的に進行しており、その計算によれば10年以内に平均的な米国人の平均寿命は毎年1年ずつ延びていくという。2015年まで健康に生きてさえいれば（そして命を落とすような事故にあったりしなければ）、不死が手に入るかもしれない。不老不死が実現する時代の到来を待つという意味ではアルコーで冷凍されている死者たちと同じだが、眠りながら待つ必要はなくなる。[9]

『素晴らしい航海』に対する科学界の反応

『素晴らしい航海』に対する科学界の反応は悪くなかったが、強い関心を引くところまではいかなかった。少なくとも人工知能の研究者の間では「レイは確かに頭がいいが、ナノマシンと不死を融合させるというアイデアはちょっといただけないな。さすがにやりすぎなんじゃないか」というような声が多かった。

だが、実現する時期は定かではなくても、『素晴らしい航海』の予測の大勢を裏づける証拠は少なくない。アーサー・レビンソンがCEO兼会長を務めていたジェネンテックは、遺伝子組み換え技術を使った人工のインスリン、ヒト成長ホルモン、がんや腎臓病、加えて喘息や乾癬とも戦うたんぱく質の製造を加速させていた。そして、クレイグ・ベンターはゲノムのあらゆる謎を明らかにするために猛烈な勢いで遺伝子情報の処理を進めていた。これらの進歩はすでに形を現しつつあった。

『素晴らしい航海』と2008年に発売された続編の『Transcend—Nine Steps to Living Well Forever(超越 —— 永遠に生きるための九つのステップ)』を書いた頃のカーツワイルの多方面にわたる予測は、相変わらず関心と信頼を集め、シリコンバレーの大物や慧眼も注目していた。それも当然だろう。カーツワイルの、揺るがない彼だけの未来のビジョンは、1000ドルのフェラガモの靴と同じくらいシリコンバレーの空気にしっくりなじんだ。伝説のベンチャー投資家でサン・マイクロシステムズの共同設立者でもあるビノッド・コースラは、カーツワイルの会社に投資していた。ビル・ゲイツはカーツワイルを、ビジョンを持ってものを考える人間だと評し、時折自宅に招いては夕食を共にしていた。カーツワイルは子供時代に魔法のような機械を作って世界を救うと心に決めてから、長い道のりを歩んできた。彼はテクノロジーのあらゆることに関する、つまりはすべてのあらゆることに関する予言者になった。最初はありえないように思われていたカーツワイルの概念は、やがてゆっくりと人々の意識に浸透し始め、シリコンバレーがどうしても知りたいと思っている不透明な未来を照らし出すひらめきの光の源となっていった。なぜなら、彼が予測していたように、そしてシリコンバレーがはっきりと示したように、21世紀のあらゆる変化は指数関数的な激しい流れとなって押し寄せた。カーツワイルはそのことを正確に予測できなかっただろうか。まだやるべきことはたくさん残っているとしても、彼は実際に言葉にしたのではないか。死のない人生は可能だというだけではない。必然なのだ。

しかし、2000年代の初めに、とんでもない長生きを目指して科学の最前線をひた走り、注目を集めていた異端児はカーツワイルだけではなかった。ひょろりとやせて長いあごひげを伸ばし、ビールに目がない一人のコンピューター科学者がいつのまにか現れた。大西洋の向こう側のケンブリッジ大学のかび臭い研究所と図書館からやってきたその男は、カーツワイルの考えにも影響を及ぼした。彼もまた、弁が立ち、突飛な意見で科学と論理を組み合わせようとしていた。そして、彼も神聖なる老化と死の意味を変えることに夢中だった。男の名前はオーブリー・デビッド・ニコラス・ジャスパー・デ・グレイ。まもなく世界中が彼を知ることになる。

13　永遠の生

オーブリー・デ・グレイは、午前4時のカリフォルニア州のマンハッタン・ビーチでぐったりしていた。疲れ切ってはいたが、うまく眠ることはできなかった。彼の脳が前日に旅立ったばかりの英国の時間で動いているためでもあったし、ひらめきの瞬間を経験したばかりのせいもあった。彼はケンブリッジを出て、2000年6月24日を世界中の老年学者たちとの議論と討論にどっぷりつかって過ごした。議論のテーマは老化と戦うための方法を探すことだった。率直に言って、老化には我慢できない。意見交換や科学的な討論を重ねたにもかかわらず、具体的な老化防止策は何も生まれなかった。

彼は部屋を歩き回り、いつものくせで長い茶色のひげをしごきながら、考えをまとめようとしていた。どうすれば人類生物学にかぶせられている覆いを開けて、うまい具合に手を加え、老化のプロセスを完全に止めることができるのだろうか。これがその時点での最大の謎だった。まさにその次の日に、フランシス・コリンズとクレイグ・ベンターが米国大統領と並んでヒトゲノム解読の完了を発表することになっていた。そのような進展にもかかわらず、クレイグ・ベンターは「誰も生物学をこれっぽっちも知らない」という意見を崩さなかった。彼は正しかった。ヒトゲノムのあらゆる歯車やスイッチがどのようにして私たち全員を墓場に送り込むのかを知るための道はまだ先が長かった。

そして、ひらめきの瞬間が訪れた。老化の問題を解決するために、進化の粋を集めた傑作を作り変える必要はない。老化が一般的に人間の体に与えるダメージを突き止めるだけで済むはずだ。それができれば、車を修理するときのように、ダメージを受けた箇所だけを修復すればいい。ブレーキを直し、オルタネータを交換し、トランスミッションを組み立て直す。システムの欠陥を探し出すことで、驚くほどに精巧な機械を常に最高の状態に保つことができる。いつまでも。

欠陥を抱える私たちは、結局のところ、それほど優秀とは言えない有機物の装置の複合体なのではないだろうか。そんな風に考えてみると、永遠に生きられるかどうかは単なる工学的な問題に見えてくる。

デ・グレイは、このような視点を他の人々よりは持っていると自負していた。彼の専門はコンピューター科学だったが、生物学の博士号も取得していた。書き終えたばかりの博士論文のテーマは、体の細胞一つ一つにエネルギーを供給するミトコンドリアの機能が加齢と共にどのように低下し、細胞の活動を減退させるのかについてだった。ケンブリッジ大学の遺伝学研究室で長年コンピューターを使った計算に携わってきたデ・グレイは、トリニティホールの図書館に収められた生物学の蔵書を熟読し、人間の体がどのように老化するかという、生物医学的な要素を含んだ複雑な老年学を吸収した。

そして今、彼はマンハッタン・ビーチ・ホテルで机の前に座り、猛烈な勢いでリストを書き出していた。人間の機能が一般的にどのように低下していくか、どのようにすればそれを修復できる可能性があるか。細胞、神経細胞、ミトコンドリア、何もかも。重要な点は、加齢を自然現象と考えるのではなく、病気だとみなして、治療法を探すことだ。

日が昇る前に、彼はリストを完成させた。

まずは、がんを引き起こす染色体の突然変異が挙げられる。次が、糖化反応。糖分はたんぱく質の変性と劣化を招く。それから、いわゆる「細胞外凝集」。これは体内の数兆億個の細胞の細胞膜の外側に蓄積したあらゆる不要物で、掃除をしないと家が荒れていくように、加齢に伴ってスムーズに排出されにくくなる。ここには、アルツハイマー病に関連するアミロイドβなどによるダメージも含まれる。次に、デ・グレイは細胞内凝集を挙げた。これは細胞内にべたべたとへばりつき、やがては細胞の働きを衰えさせる。リポフスチンなどのいわゆる消耗性色素が一例で、多くの主要器官や目、脳などにダメージを与える。細胞の老化も大きな問題だ。細胞が老化しているものの、完全にはたらきを止めていない場合、ゾンビのようになって無意味な化学信号を送り続け、付近の細胞にダメージを与える。最後に、子宮の中から子供時代まですべての人間の発達を促す幹細胞の枯渇がある。体は一生を通して心臓や肝臓やコラーゲンの細胞を再生するためにこれらの細胞の貯蔵庫を利用するが、年をとるにつれて幹細胞が老化し、若い頃のような完全な代わりの細胞を作れなくなることをデ・グレイは知っていた。そしてもちろん、細胞の貯蔵庫は無限ではない。時が来れば、在庫が尽きる。これで、人間を老化させ、衰えを招く6つの犯人が見つかった。

カーツワイルやグロスマンと違って、デ・グレイの死という問題に対する解決策は、科学が薬による治療を少しずつ進歩させることで、現時点ではがんや糖尿病、アルツハイマー病、心臓病などの加齢に伴って増える病気の症状がまだ現れていない健康な人々の寿命を延ばすことを想定している。つまり、老化が進むと徐々に体のはたらきが衰えてくるが、若いときのように体がうまく機能するようにする方法を見つけようというのが彼の提案だ。

デ・グレイは自分のやり方が完璧だと言うつもりはなかった。だが、老化をゆっくりにして、最終的に若返りが可能になれば、健康な70歳が150歳まで若々しく生きられるだろうし、その頃にはさらに科学が進歩して300歳まで生きられるようになり、その先の科学の進歩でさらなる長生きが可能になるだろう。そのような流れのどこかで、人間をすっかり若返らせる方法という大発見が訪れるのではないだろうか。彼はこの理論を「長生きの脱出速度」と呼んだ。もちろん、人間はいつかは死ぬ。雷に打たれる、宇宙人にさらわれる、配偶者から950回目の結婚記念日を同じ相手と祝うことを拒否されるなど、理由はいくらでもある。しかし、どう考えても、永遠に生きることは不可能ではない。

デ・グレイは、これらはすべてあくまで理論上の話であり、実現にいたる道のりは遠いことをわかっている。だが、ひんやりとした夜明けの光に包まれて、過去の自分のあらゆる研究を振り返りながら、彼は2000年に世界中の研究所で研究に取り組む研究者たちがすでに前に進みつつあることを確信した。ただし、彼らの努力にもっときちんと光を当てる必要がある。今のところの彼の次の一歩は、ひらめきを細かい部分までまとめ上げて、生物老年学者たちを相手に発表することだ。

完全に正気を失ったと思われることも承知の上で。

一筋縄ではいかない男

オーブリー・デ・グレイは、一筋縄ではいかない男だった。迫害を受けた荒野の預言者、バプテスマのヨハネのごとく、2000年代の初めに空から降ってわいたように現れた彼は、スタッフを混乱させ、従来の医学に真っ向から歯向かった。やせこけた顔をメシアのようなたっぷりとしたひげで覆い隠し、茶色のくせ毛をまとめた太いポニーテールは背中の真ん中あたりまで垂れ下がっていた。彼の風体は、ラスプーチンとマハリシ・マヘーシュ・ヨーギーを21世紀風に融合させたかのようだった。不気味さと神々しさを兼ね備え、人々が知りたいと願う秘密を知っている人間の姿だ。

それに、彼はウィットにあふれていた。デ・グレイはこんな具合に講義を始めた。「はい、手を挙げて。この中にマラリアが好きな者はいるか。よろしい。こんな質問をしたのは、マラリアと老化には共通点があるからだ。それは、人間を殺すことさ」。彼は言葉遣いも悪かった。英国での話し方を引きずっていて、言葉の合間に「くそ」だの「カス」だの「バカ」だのといった乱暴な表現をちょいちょい挟む。

だが、彼の講義を聞いて、ただ単にわめき散らしているだけという感想を持つ者はいなかったに違いない。デ・グレイは科学者で、2種類の専門分野を持っていた。彼はまずケンブリッジ大学でコンピューター科学の学位を取り、人工知能ソフトウェアを開発するシンクレア・リサーチ社に入社した。2度目の科学への探求が始まったのは、ケンブリッジの友人の誕生日パーティでアデレイド・カーペンターと知り合ったことがきっかけだった。カーペンターはショウジョウバエの遺伝子研究で高い評価を得ていた遺伝学者で、カリフォルニア大学サンディエゴ校を離れてサバティカル休暇を取っていたところだった。彼女はデ・グレイより19歳年上だったが、2人は結婚した。朝食から夕食まで続いた長い会話の間、デ・グレイは妻となる女性を相手に、遺伝子分野の生物学という彼女の研究について質問し始めた。

「老化についての研究は誰かやっているの」と彼は尋ねた。

「いいえ」と彼女は答えた。

「どうしてしないんだろう」。

「だって、研究があまりに大変で、誰もやろうとしないわ。どこから始めればいいのかもわからない」。

こいつはうまい話じゃないか。そこで、デ・グレイは仕事を辞めて、老年学に取り組むことにした。同時に、ケンブリッジでアデレイドと彼女の学生たちがいる遺伝学研究室でソフトウェア開発と生物情報学を手がけた。それからの数年間で、彼はアデレイドを相手に長々と熱弁をふるい、専門書や雑誌を読み漁り、生物学者を質問攻めにし、学会に現れては適当な相手をつかまえて矢継ぎ早に疑問をぶつけた。

老年学者の端くれになったものの、デ・グレイは同じ分野の他の研究者たちをあまり気にかけなかった。1950年代に老年学が初めて登場してから数十年が経つが、科学者たちは高齢者を「老人」と呼んで、社会から切り離されてわけのわからないことを言っている異質な集団のようにみなす傾向があった。デ・グレイは、老年学者を大地震が起きて震度の数値はしっかり調べて回るが、被害を食い止めるためには何もしない地質学者になぞらえた。そんなもの、くそくらえだ。彼は、老化の過程をただ眺めていたくはなかった。それを止めたいというのが彼の願いだった。

それでも、デ・グレイは『バイオエッセイ』、『ジャーナル・オブ・アンチエイジング・メディシン』、『エクスペリメンタル・ジェロントロジー』などの権威のある雑誌に論文を投稿し始めた。彼はケンブリッジやロサンゼルスやシカゴの学会や会議に顔を出し、米国老化協会や英国老化研究学会などの学会に所属した。専門家たちに話を聞いてもらいたければ、一通りの礼儀作法は知っておく必要がある。

デ・グレイが博士過程を修了し、例の「ひらめき」の瞬間を経験した2000年に、彼は自分の考えを初めての著書『Ending Aging（邦題「老化を止める7つの科学――エンド・エイジング宣言」、日本放送出版協会）』（マイケル・レイとの共著）に詰め込んだ。2007年に本が出版されると、デ・グレイは突然引っ張りだこになった。悪いところを率直に指摘し、雄弁で、博士号を持ち、変わり者の彼は、大手メディアがまさに求めていた人物だった。ウォール・ストリート・ジャーナルは「（デ・グレイの）提案が一つでもうまくいくなら、健康寿命が何年も延びることになるだろう」と書いた。

2010年、ピューリッツァー賞の受賞経験もある作家のジョナサン・ワイナーは、デ・グレイという人間に惚れ込み、彼とその革命的な挑戦についての本『Long for This World（残された寿命は長い）』を書いた。デ・グレイのTEDトーク（無料講演配信サービス）の再生回数は数百万回を記録した。彼はドキュメンタリー番組『60ミニッツ』にも出演した。ライトを浴びてモーリー・セイファーの向かいに座った彼は、立派なあごひげをなでながら不死の可能性について説き、永遠の生を手に入れる方法にいかにしてたどりついたかを説明した。彼はこの方法を「老化をとるに足りないものにするための工学的戦略」、略してＳＥＮＳ（Strategies for Engineered Negligible Senescence）と呼んだ。

デ・グレイの人気の秘密は、老化に対するわかりやすい分析にもあった。これまでに、私たちを老化させているのは心臓病やがんやアルツハイマー病ではないと正面切って言った研究者はいなかった。実際はその逆で、老化が心臓や骨、各種器官の機能を低下させるために、がんが進行したり、脳がうまくはたらかなくなったりする。多くの人々を苦しめる病気は、単なる老化の副作用に過ぎない。老化があらゆる病気の元凶なのだ。もしその通りなら、問題の根源、もっと正確に言えば、マンハッタン・ビーチのあの朝に彼の目の前に現れた7つの問題の根源に立ち向かうという賢い方法があるのに、なぜ科学者たちはのんびりと病気を一つずつ何とかしようとするのだろう。老化に関連する病気で毎日10万人が亡くなるという現実が見えないのか。人類の3分の2はそれが原因で死亡している。話しながら、彼は手を挙げて声を荒げた。我々は今この世界で生きている何百万人もの命について話しているんだ！

２００７年の時点では、これはまったく新しい老化のとらえ方だった。レイ・カーツワイルがテリー・グロスマンと一緒に老化防止についてのアイデアに磨きをかけ、アーサー・レビンソンがジェネンテックをますます巨大で成功したバイオテクノロジー企業に成長させ続け、クレイグ・ベンターが最初の人工生命を生み出す方法を探っていた頃でさえ、老化を致死率100パーセントの障害とみなすデ・グレイのような視点を持つものはほとんどいなかった。カーツワイルは、デ・グレイをエネルギーとひらめきにあふれた老化撲滅の提唱者と呼んだ。

ちょうどその頃

ちょうどその頃、デ・グレイは変わった形でクレイグ・ベンターと関わることになった。『MITテクノロジー・レビュー』の編集者ジェイソン・ポンティンからベンターにちょっとした科学委員会への参加の依頼があった。老化は治療できるというオーブリー・デ・グレイの主張に反論する論文を再検証することが目的だった。この企画は「SENSへの挑戦」と題されていた。『MITテクノロジー・レビュー』はITエリートによく読まれている雑誌だ。つまり、この依頼は科学界にもそれなりの影響を及ぼす。

ベンターはデ・グレイのうわさは耳にしていたが、決して彼の支持者というわけではなかった。デ・グレイはまともな科学者というより、非難を声高に叫ぶばかりの男だとベンターは思っていた。それにもかかわらず、SENSに挑戦するという流れを作ったMITの記事の内容に彼は引っかかりを感じた。ポンティンが書いた記事を読めば、彼がデ・グレイの視点を軽視していることは明らかだったし、ベンターには彼らがデ・グレイを不当に貶《おとし》めようとしている、少なくとも主流派から追い出そうとしているように思えた。ベンターにはそんなことはどうでもよかった。彼は不当に貶められて主流から脇に追いやられた実例を他にも知っていた。

ＳＥＮＳへの挑戦は、２００４年にポンティンが書かせたデ・グレイについての記事に端を発している。ポンティンはシャーウィン・ヌーランドをケンブリッジに派遣してデ・グレイについて詳しく調査させた。ヌーランドはこの仕事にうってつけの人間だとポンティンは考えていた。彼は医師で、イェール医科大学の外科学教授を務め、医学史や生命倫理学にも造詣が深かった。ベストセラーとなった著書『How We Die（人間らしい死にかた）』は１９９４年の全米図書賞を受賞した。デ・グレイの奇抜な死生観を骨抜きにできる人間がいるとすれば、それはヌーランドだろうとポンティンは思った。

ヌーランドは飛行機に乗って大西洋を越え、デ・グレイの行きつけのパブ、ザ・イーグルで数時間を過ごした。ここは３５０年の歴史ある店で、フランシス・クリックとジェームズ・ワトソンもノーベル賞受賞前の若い頃にここでデオキシリボ核酸の謎について語り合いながらパイントグラスを傾けていた。デ・グレイの好みはアボットエールで、彼はその飲み物を活力と知的創造力を限りなくわき出させる、不老不死の薬のように思っていた。少なくとも彼はそう言った。

じっくり考えながら討論が続いた。ヌーランドはひげもじゃの男が語る老化の治療法にそれほど興味はなかった。彼にとっては、永遠に死なず、子供をもうけることもなく、やがては全員が同年輩になる人間が世界中にあふれる状況の方が心配だった。とんでもない長生きが普通になれば、そのような世界が出現するのは必然の結果だ。

デ・グレイはそのような心配があることはわかっていると言った。死が避けられないものであることを説明するために手の込んだ正当化がなされるようになった理由も彼にはわかっている。「人間はいつか死ぬとわかっているからこそ、今という瞬間に意味が生まれる。死んだ後には天国と永遠の命が待っている。自分が死んでも、自分の記憶は、子供や自分が成し遂げてきたことの中で生き続ける。今よりも良い人間になって生まれ変わってくる（ヒキガエルやハエに生まれ変わらないことを願うばかりだ）」。このような考えは、人々が逃れられない死の恐怖に怯え続けることなく、心穏やかに死を受け入れられるようにするためのものだ。彼を悩ませたのは、あちこちからの長生きに反対する声の上がり方だった。もしがんの治療法が見つかったら、発見者は世界中がほめそやすだろう。だが、老化を撲滅しようと提案したらどうだ。異端扱いだ。

デ・グレイの目から見れば、生きることは、たとえそれが永遠であっても、はるかコモンローの時代から受け継がれてきた「注意義務」の概念の延長線上にある。つまり、誰かを救うすべがあるのなら、私たちは手を差し伸べるべきだ。新しく開発された糖尿病の薬や心臓病の薬のおかげで長生きできるようになった人々はいるが、彼らからその薬を取り上げようと思うだろうか。なぜ老化には同じことが当てはまらないのか。

これはいいところを突いていたが、ヌーランドの意見は変わらなかった。彼はそう言い残し、数カ月後にMITテクノロジー・レビューにニューヨーカー風の彼の記事が正式に掲載された。彼の評価は言葉巧みで、ほめているように取れなくもなかったが、結局のところは真剣に取り合わず、冷ややかでさえあった。

個人の欲求は、人類全体のニーズと折り合いをつける必要があるとヌーランドは書いていた。そのために、人間は時が来れば死ぬのが一番だと。ヌーランドは、デ・グレイは危険であり、妄言を振りまいている恐れもあると締めくくった。彼はグリーン・ゴブリンやレックス・ルーサー（訳注いずれもアメリカンコミックスに登場する悪役キャラクター）ではないし、狂った独裁者や恐ろしい悪党というわけでもない。話はもう少し複雑だ。彼は親切な人間だし、善意で行動し、感じもいいが、人類にとって一番いいことをしようとして、逆に人類を滅ぼそうとしている。

ヌーランドの記事が掲載されると、世にも不思議なことが起こった。これがMITテクノロジー・レビューで有数の人気記事に躍り出たのだ。だが、皮肉なことに、読者を引きつけたのはヌーランドの分析ではなく、デ・グレイの永遠の生というアイデアだった。ポンティンはそのような結果を予想していなかった。

そんなときに「SENSへの挑戦」の企画が持ち上がり、クレイグ・ベンターが一枚かむことになった。ヒトゲノム計画が終わってからの数年間、ベンターはとても忙しい日々を過ごしていた。

２００８年にタイム誌は彼を2度目の「世界で最も影響力のある１００人」に選んだ。２００５年6月にベンターはシンセティック・ゲノミクス社を設立し、すぐに新しくヨットのソーサラー（魔術師）2号を購入して世界周遊の旅に出た。海洋微生物の基本的な生態を探ることが目的だった。彼は、世界中の海で数十億年の時間をかけて進化してきた、目に見えないほど小さい無数の古代生物に、明らかにすべき秘密が隠れていると考えていた。のちの２０１０年に、ベンターが別に立ち上げた科学ベンチャー、Ｊ・クレイグ・ベンター研究所（ＪＣＶＩ）でベンターのチームは世界初の人工生命を作り出すことに成功した。その日まで、地球上に存在するあらゆる生命体は自然選択という試練の中で鍛えられてきた。しかし、ベンターのチームはまったく新しい生命体を作り出し、マイコプラズマ・ラボラトリウムと命名した。これは素晴らしい偉業であり、世界中で大きく報道された。

しかし、「ＳＥＮＳへの挑戦」の話が再び持ち上がった。ベンターは今回は進んで検証に加わった。参加者は他に5人いて、アイロボット社の創立者でロボット掃除機ルンバの生みの親でもあるロドニー・ブルックス、過去にビル・ゲイツのトップアドバイザーを務めていたネイサン・ミルボルドなどの大物が名を連ねていた。ＭＩＴテクノロジー・レビューとデ・グレイ自身が設立したメトセラ財団は共同で賞金2万ドルの賞を創設し、デ・グレイの意見が間違っていて「学ぶ価値もない」ことを証明した生物学分野の科学者にその賞を与えることを取り決めた。

最終的に、ベンターをはじめとする審判団はデ・グレイへの挑戦者たちが自分たちの主張を十分に立証できていないと判断し、軍配はデ・グレイに上がった。少なくとも、彼の負けとは言えない。ベンターは、デ・グレイが永遠の生を求める正義の味方だとはこれっぽっちも思っていなかったが、少なくともデ・グレイの視点を支持することは、既成概念の枠にとらわれない考え方をする人間が自分の意見を述べ、議論の輪に入れるようにするためには有効だと考えた。それが科学に求められていることだ。デ・グレイの「長生きの脱出速度」や「老化をとるに足りないものにするための工学的戦略」というやり方には意味があるかもしれないし、まったく無意味かもしれない。だが、それは問題ではない。大事なのは、新たな試みに挑むことだ。

そうすれば、まもなく大勢が後に続くことになるだろう。

14　失敗は許されない

アーサー・レビンソンが２０１２年10月の夜にラリー・ペイジから提案された異例の申し出について考え始めたとき、彼は老化やその仕組みについての自分の知識では到底追いつかないことをわかっていた。彼に知識がまったくなかったわけではない。ジェネンテックにいた数十年の間に、多少の知識は身につけていた。１９７０年代から、彼とジェネンテックの研究チームは、厳密には老化の解決にかかわっていなくても、生命を成り立たせ、死を避けられないものにしている当事者とも言える分子を扱ってきた。しかし、彼にはこの計画が難物中の難物になるだろうこともわかっていた。

だから、具体的にどうすればいいかをほとんどわかっていない段階で、死をなくすという大胆な予言をなぜできるのかを彼は計りかねていた。レビンソンははっきりと口にはしないが、このような視点にレイ・カーツワイルとオーブリー・デ・グレイものちに影響を及ぼしたことは間違いないだろう。２０１５年12月には、ハーバード大学の遺伝学教授のジョージ・チャーチが5年あるいは6年のうちに若返りが可能になると確信を持っているとワシントンD.C.で開催された国際会議で発言した。

ジョージ・チャーチは白衣をまとった二流の田舎者ではない。彼はハーバードご自慢のワイズ研究所の共同設立者で、米国科学アカデミーの会員でもある。さらに、ゲノム編集システムＣＲＩＳＰＲ（Clustered Regularly Interspaced Short Palindromic Repeats　クラスター化された規則的な配列の短い回文構造の繰り返し）の開発でも大きな役割を果たした一人だ。チャーチが言葉を発すれば、みんなが耳を傾ける。それでも、これは大した予測だった。

ＣＲＩＳＰＲの登場に生物学者たちや政治家が興奮し、そして脅威を覚えた理由は、安い値段で簡単に遺伝子を編集できるようになったからだった。ＤＮＡ配列を取り出して、はさみでちょん切るような手軽さで編集できる。遺伝子編集は、ボイヤーとコーエンが遺伝子組み換え技術を発明したころから行われていたが、ＣＲＩＳＰＲの登場によって簡単かつ正確に作業ができるようになり、価格も大幅に下がった。つまり、危険を秘めた技術になったのだ。

だがチャーチは、ＣＲＩＳＰＲの強力な遺伝子編集能力がまもなく死を滅することになるだろうと考えた。レビンソンはあまり確信を持てずにいたため、今後の予測についての意見は言いたくなかった。実際に、彼の中には自分が関わろうとしている会社が設立される目的となったアイデアそのものが、途方もない時間の無駄遣いにならないだろうかという迷いもあった。魔人が入っていない、巨大な魔法のランプを作ることにはならないだろうか。大昔から、人間は何とかして死神をごまかして死の手から逃れ続けようとしてきたのではなかったか。レビンソンは、可能でさえあれば、難しいかどうかは気にしなかった。可能なことは何とでもできる。複雑さは予測して、探し出して楽しむものだ。だが、出口のない穴をぐるぐる走り回ることにはならないか。

しかし、それはレビンソンが直面している問題の一部でしかない。彼はビジネス面も心配しなければならなかった。新会社の経営陣、戦略、必要な総投資額などのリソースについてだ。これは誰もしたことがない挑戦になる。経営はジェネンテック流の大手製薬企業のやり方にするべきか。それともまったく違った形に変えるのか。それにどんな人材を集めればいいのか。生化学者、遺伝学者、老年学者、分子生物学者、医学博士、老化の専門家、医師を数人、それに何人かのゾンビ治療の専門家といったところか。

３カ月間の大半をレビンソンは文献を読み、情報を調べ、ペイジとマリスと数人の精鋭との話し合いの間にこれらの疑問について繰り返し考えながら過ごした。ようやく彼は、あらゆる準備が整ったと思った。そして、２０１３年１月23日にレビンソンとマリスはグーグル本社に出向いて、どう考えてもまともとは言えないアイデアの全貌を披露した。

グーグルの重役会議室

グーグルの重役用会議室は特に瀟洒《しょうしゃ》とは言えなかったが、11人の取締役には十分な部屋だった。レビンソンはそろったメンバーを見て、自分がグーグルの一員だった頃の顔ぶれがほとんどそのまま残っていることを知った。グーグル創立者のラリー・ペイジとセルゲイ・ブリン。グーグル設立当初から取締役を務め、ベンチャーキャピタルのクライナー・パーキンス・コーフィールド・アンド・バイヤーズ（KPCB）の会長で、マリスの魔法のランプのたとえをいたく気に入っていたジョン・ドーア。グーグルの元CEOで現在は会長となったエリック・シュミットもいる。2006年から2009年にかけて、シュミットとレビンソンはどちらもグーグルとアップルの取締役を同時に務めていた。どちらも会員制の超高級クラブのようなものだ。つまり、1月のその日の会議室にはくつろいだ空気が流れていた。グーグルの取締役会はレビンソンに一目置き、彼を気に入っていた。シュミットも、レビンソンが2009年に取締役を退任するときに、これからもグーグルにはアーサーのための特別な場所があると言ったのではなかったか。そして、彼はここにいる。

彼らは一緒にテーブルを囲み、会社を作るアイデアについて話し合った。キャリコ（Calico）という社名の案を出したのはグーグル・ベンチャーズのマーケティングチームのトップのローラ・メラーンだった。レビンソンもこの名前を気に入った。カリフォルニア・ライフ・カンパニー（California Life Company）の略語のようだし、九生ありと言われる猫も連想させる（訳注　calico cat には三毛猫という意味がある）。

会議で行われたプレゼンテーションは簡単なものだった。数カ月前にマリスがドーアに話したアイデアが７枚ほどのスライドで紹介された。もちろん、話し合いの肝要な点はレビンソンが新会社の責任者になることの確認だった。この場に集まった全員が計画の実現にはレビンソンの参加が必要だという意見で一致していた。

プレゼンテーションでは、レビンソンが不可欠だと考えた二つのコンセプトも新たに紹介された。第一に、脳が右半球と左半球に分かれているように、キャリコ社も真っ二つに分割する必要がある。これにより、彼の「迷い」の問題は解決される。老化を治すというアイデアそのものが本当に実現可能なのかどうかという迷いにときどき彼はとらえられる。会社の片側は各種のがんと、アルツハイマー病や認知症やパーキンソン病などの神経変性疾患に取り組む。これらはいわゆる「老化関連疾患」の中でも大きな問題になっている。これらの病気を減らすことができれば、さらには撲滅することもできれば、それだけでも世界が変わる。しかし、これらの病気をなくせば、老化がなくなるわけではない。レビンソンから見れば、これらはまったく別の問題だ。

レビンソンはこの第一の半球は彼にとって慣れた領域であり、病気を見つけて、ダメージを減らしたり、なくしたりするための薬を探すというジェネンテックのモデルに近いことを認めざるを得なかった。５００歳まで生きることは保証できないかもしれないが、積み重ねていけば、人間の人生の全般的な質を向上させる大きな進歩につながる。

だが、大枠を考えれば、積み重ねの進歩では老化をなくすことはできない。レビンソンは、数年前にニューヨークで科学者や医師たちが集まった夜会で、2人のノーベル賞受賞者を含む参加者たちとテーブルを囲んだときに、この見方について正確に説明したことがある。あらゆるがんを撲滅できたとして、人間の平均寿命にどの程度の影響があると思うかと彼は尋ねた。すぐに2人のがんの専門家から、10年程度ではないかという答えが返ってきた。テーブルにいた全員がうなずいた。だが、しばらく考え込んでいたノーベル賞受賞者の1人が口を開いた。「いや、私はそんなに変わらないと思う。たぶん1年かそこらじゃないか」。

これを聞くと驚くかもしれないが、とレビンソンは前置きしてから言った。すべてのがんが世界中から消滅したとしても、平均寿命は2・8年しか延びない。それが答えだ。

みんなが唖然とした。

考えようによっては、たった2・8年というちっぽけな差しかないように思える。それでも、もしがんを治せるようになれば、どれほどたくさんの苦しんでいる人々が救われるだろう。あるいは、アルツハイマー病がなくなればどれほどの痛みと苦しみが消えるだろう。アルツハイマー病は今や地球上で最も増えている病気だと言われており、どのような仕組みでなぜ起こるのか、どこから出てきたのかについては手がかりすらない状態だ。老化がなくなれば、アルツハイマー病をはじめとするあらゆる認知症がなくなるのかどうか、レビンソンにも確信はない。重要なのは、老化を止めることができたとしても、すべての病気がなくなるわけではないだろうという点だ。だから、キャリコが一つずつ順番に病気に取り組める環境を用意することで、保険をかけてはどうか。これが、第一の半球だ。

レビンソンの第二の半球は、正反対のアプローチを採用する。会社のこの部門は、老化の根本的原因だけに取り組むことになる。ここは完全に前人未到の領域であり、はたして本当にこの問題を解決できるのかどうか、解決できるとしても、どれほどの時間がかかるのかは誰にもわからない。ちょっとした発見の積み重ねで実現するかもしれないし、途方もない大発見が必要なのかもしれない。しかし、すぐに実現することはまず不可能だ。必要な時間と資金は膨大なものになる。これまで老化の問題に取り組もうとする人間がほとんど出てこなかったのは、時間と金銭の問題が大きいだろう。それに、老化は長らく病気だとみなされてこなかったという現実もある。

幸運にも、グーグルはそこらのベンチャー投資企業と同じようには物事を考えない。グーグルのブレーン集団は、旧来の投資の常識から距離を置いて、大胆な発想に基づく選り抜きの新構想、ムーンショットに取り組んで、どんな魔法が現れるかを目にすることを選ぶ。それがラリー・ペイジの思い描くグーグルの大筋のやり方で、レビンソンが話に乗った大きな理由でもあった。グーグルのムーンショットが一つか二つでも軌道に乗れば、他のすべてが失敗したとしても、損失を埋め合わせておつりがくる。

最初にマリスが用意したプレゼンテーションにレビンソンが修正を加えた最終版は、キャリコには本格的な製薬パートナーが必要であるというレビンソンの信念も盛り込まれていた。レビンソンはこのアイデアがグーグル本社で受け入れられないかもしれないと思っていたが、予想通り反応は良くなかった。これはキャリコの資本価値を下げる可能性もある。そのようなパートナー関係は不安定だし、キャリコの権限も制限されるかもしれない。すべてを仲間内にとどめておいてはどうか。だが、医化学、毒物学、医薬品開発、試験が関わる過酷な作業になると、大手製薬会社にはかなわないとレビンソンは考えていた。双方にメリットがあればパートナー関係はより短期間で強化され、末端の会社株式の希薄化による損失を上回る。レビンソンはキャリコを病気の生物学的原因の解明に集中させたいと思っていた。治療薬の開発は製薬パートナーに任せればいい。このアイデアについて、取締役会はさらに詳しい検討が必要だと判断した。

短い会議

関係者の質疑応答も含め、30分か、40分くらいの短い会議は終わった。そして、取締役会がプレゼンテーションの内容、特にレビンソンの新しい提案を検討する時間が来た。マリスとレビンソンは席を外して、取締役会の決定を待った。

待っている間、彼らは2人とも会議がうまく運びそうな気配を感じていた。たくさんの取締役会議を経験していると、そんな雰囲気がわかるようになる。それでも、決定が思わぬ方向に進む可能性はあったし、すべての質問に完璧に答えが出たわけではなかった。総投資額についてすら、まだ意見がまとまっていなかったのだ。それを思うと驚くしかない。それでも、細かいところはあまり時間をかけなくても何とかなるだろうという感触があった。

15分ほど経って、エリック・シュミットが深刻そうな顔つきで役員会議室から出てきた。彼はゆっくりとレビンソンが立っているホールにやってきて、彼の手を握った。

「やったな」と彼は言って、意味ありげに間をおいた。「これでもう、失敗は許されないぞ」。それからアップルの会長と、グーグルの会長と、グーグル・ベンチャーズのCEOはそろって笑い出した。こうして、歴史を変える決定が下された。

15　檻の中の戦い

　1月に開かれた取締役会からまもなく9カ月が経とうとしていた2013年9月8日、ラリー・ペイジは自分のブログにこんな文章を投稿した。「心と体の健康、特に老化やそれに関連する病気の問題に特化した新会社、キャリコについて発表できることをうれしく思う。ジェネンテック社会長で元CEOのアーサー・レビンソンが最高経営責任者に就任する」。

　ブログが公開されたとたん、マスコミや評論家や技術マニアや研究者やベンチャー投資家、つまりシリコンバレーのあらゆる人間が、蜂の巣をつついたような騒ぎになった。電話やメールがシリコンバレー中を飛び交い始めた。まるで送電線から電流が飛び出して巨大なアーク放電を起こしているかのようだった。シリコンバレーの大きな柱となるであろう新興企業が現れ、しかもシリコンバレーのまごうかたなき重鎮、アーサー・レビンソンがこの常軌を逸した新事業の運営にあたる。さらに資金を出しているのはあのグーグルだ。この組み合わせは、長生きの研究に対する見方をあっという間に根本から覆した。

老化をなくすという目的のためだけに、ペイジらは多額の、おそらく総額10億ドル以上の小切手を切ったといううわさが流れた。一説によれば、レビンソンがラリー・ペイジにグーグルがどの程度の金額を出せるのか尋ねたところ、ペイジはこう答えたという。「金がなくなったときには、そう言うよ」。

当時、内輪の人間以外は知らなかったが、グーグルからの第一段階の初期投資額は2億5000万ドルだった。この金はあくまで経営を軌道に乗せるための準備資金で、必要なときに備えて別に5億ドルが用意されていた。これでもまだ半分だ。残りの半分は、レビンソンが1月の取締役会議でキャリコの組織にとって重要だと主張した製薬パートナーから出ていた。パートナーとなったのは、2万8000人の従業員を擁し、170カ国で医薬品を流通させている大手企業のアッヴィだった。最終的な合意の成立は2014年の秋までかかったが、話がまとまると、アッヴィは最大2億5000万ドルを出資し、さらに5億ドルが上積みされることになった。安全で効果のありそうな治療法をキャリコが見つけたら、アッヴィが薬を作ってFDAの承認を受け、商品化する。その際にはさらに資金がつぎ込まれる。さしあたっては、15億ドルかっきりが銀行に入ることが約束されている。

ペイジのブログを読んだ報道陣が大きな衝撃を受けたもう一つの理由は、グーグルが直接、健康関連事業に参入したことがわかったからだった。その事実はシリコンバレーの住人たちを驚かせた。グーグルと言えば、検索エンジンの類を開発しているソフトウェア企業ではなかったのか。グーグル＝コンピューティングと言われるほどだったはずだ。だが、コンピューティングが生命のあらゆるセクターと関わりを持ち始めていること、そしてペイジの言葉を借りるなら、「私たちがこれまでやってきたインターネットビジネスに比べると奇妙で思弁的」に思われるかもしれないが、老化や死の終焉もそこに含まれていることを、彼はみんなに理解してほしいと考えていた。

ペイジのブログでの発表から間髪を入れず、タイム誌は記者のハリー・マクラッケンとレフ・グロスマンを取材に向かわせた。「グーグルvs死」、何という展開だろう。ただし、記事ではグーグルや死について多くは語られなかった。内容は主にグーグルの大胆な新構想の説明に集中していた。このムーンショットには何かある。キャリコが何らかの形で長生きを約束できるようになるかもしれないという理由もあるが、それより、グーグルがキャリコを立ち上げの段階から支援することを決めたという理由が大きい。これを一大事と言わずして何と言うのか。それがキャリコが知らず知らずのうちに発揮する、心を動かす潜在的な魅力だ。グーグル、ペイジ、レビンソン、15億ドル、生と死。

シリコンバレーで最高の輝かしいものがやってこようとしていることが今やはっきりした。シリコンバレーでも誰一人としてどうやって作りだせばいいかわからずにいたこと、すなわち時間を生み出すことに、たっぷりの金を用意して取り組もうというのだ。人々はシリコンバレーの希望の星だったスティーブ・ジョブズも死の手から逃れられなかった姿を目にしたばかりではなかったのか。不屈の男と思われていたスティーブ・ジョブズは、かつて人類の目標は「宇宙に爪痕を残す」ことであるべきだと発言し、「クレイジーな人たちがいる」という有名なキャッチコピーを書いた。ジョブズが病に倒れなかったとしても、彼の最後の瞬間は、たった一つのあらゆる意味を含んだ「ワオ。」という計り知れない言葉に委ねられただろう[10]。

そう、死は万人に平等だ。しかし、誰がそこに平等を求めるだろう。誰がただ永遠の眠りについて、取り残されることを望むというのか。死はみじめなだけではない。容赦なく宇宙の摂理に叩き潰されるのだ。本物の支配者は誰なのか、本当に大事なことは何なのかを告げる声が響きわたる。それは人類ではない。シリコンバレーの富と才能に恵まれた、意欲ある選ばれし人々にもその資格は与えられていない。死こそ支配者だ。

だが今、希望が芽生えた。ベビーブーム世代の希望、シリコンバレーの住民の希望、死にたくないと思うすべての後の世代の人々の希望。おそらく、人類はようやく立ち上がりつつある。檻の中の戦いが始まろうとしている。才能に恵まれたもの、特別に頭脳明晰なもの、それにたっぷりの金を持つものが究極の連続殺人鬼と対決する。ごまかしも奇跡の薬も大げさな熱弁もくどい長話も遠回しな言い合いもなし。何もかもなしだ。いや、人類はこの問題と死の元凶、忌まわしき復讐の天使に対抗する最高のチームを用意した。実質的に、グーグルとラリー・ペイジはシリコンバレー的なシリコンバレーを離れた。旧来のシリコンバレーの住人はこう言うかもしれない。「やあ、俺たちは先週、携帯（あるいはｉＰａｄや車）の新商品を発表したぞ。そっちは何をしてるんだい」。

「こっちかい。ああ、死神をやっつけたところだよ」。

16　最初の原則

ラリー・ペイジがキャリコの誕生をブログで発表した日に、アーサー・レビンソンは会社の経営陣に加わる人選に頭を悩ませていた。ハル・バロンは候補の一人だ。彼はイェール医科大学の心臓専門医で、ジェネンテックの最高医務責任者を12年間務め、2009年にジェネンテックがスイスの製薬企業ロシュの完全子会社となってからはロシュで同じ役職についている。レビンソンは、バロンが世界最高の製薬開発者だと考えていた。だから、バロンから連絡があったときに、レビンソンはすぐさま彼にキャリコの研究開発責任者になってほしいと頼んだ。

もう一人の重要人物はデビッド・ボットスタインで、30年前にコールド・スプリング研究所の会議で立ち上がり、集まった科学者たちの前でヒトゲノムの解読に何十億ドルもかけるのは不公平だと熱弁をふるって、この話は「仕事をなくした爆弾開発者たちのための計画」だとまで言い切った。

しかしその後、ボットスタインはヒトゲノム計画の信奉者になった。年月が彼を政治力のある科学者に変え、その知的資本や政治的な立場を高く評価する声は、非難の声を上回った。ぶっきらぼうで気難しいのは相変わらずだったが、よく何かを思いついては、そのままその考えを口にした。バロンやレビンソンと同じく、ボットスタインも老化の研究はまったく未知の分野だった。彼の専門は遺伝学で、彼は自分が世界的な専門家だと自負していた。遺伝学の歴史に関する彼の見解を披露し、遺伝学の難解な専門用語をわかりやすく解説した本『Decoding the Language of Genetics（遺伝学の言語の解読）』も執筆している。この本には誰もが感謝した。

キャリコのニュースが発表されるとすぐに、シンシア・ケニヨンからレビンソンに連絡があった。彼女は長寿研究の権威で、カリフォルニア大学サンフランシスコ校の生化学・生物物理学のハーバード・ボイヤー特別教授を務めていた。彼女はキャリコの老化研究のすべてを取り仕切ることになった。

医学博士で腫瘍学の専門家のボブ・コーエンもブレーンに加わった。コーエンとレビンソンは１９９０年代に知り合い、コーエンはジェネンテックとレビンソンがいくつかの画期的ながん治療薬を開発する力になってくれた。コーエンには、人間の病気に関わる科学の進歩を互いに結びつける才覚があった。そして、レビンソンは一切のごまかしがないコーエンの意見とひらめきを高く評価していた。

3年後の2016年、キャリコは最高コンピューティング責任者としてダフニー・コーラーを迎えた。コーラーのAIの経歴は誰もが認めざるを得なかった。彼女は17歳でエルサレムのヘブライ大学を卒業し、1年で修士過程を修了した。1986年のことだ。1995年には、バークレーでコンピューター科学の博士号を取り、スタンフォードのコンピューターサイエンス学部で教えるようになっていた。2004年、マッカーサー基金は彼女に50万ドルの「天才」助成金を与えた。彼女はいくらかの時間と資金を使って、レビンソンとケニヨンにもなじみの深いカリフォルニア大学サンフランシスコ校で生物学者との共同研究に取り組んだ。そこで、彼女はベイズ法を取り入れた新しいタイプのがん遺伝子マップを作成し、いくつかのがんで乳房腫瘍が骨に転移する理由を説明した。

会社ができてから最初の数カ月間、キャリコ・ファイブ、すなわちレビンソン、ボットスタイン、バロン、コーエン、ケニヨンは、会社の場所が定まらず、マウンテンビューのグーグル本社とサン・ブルーノのユーチューブのオフィスを行き来していた。優れた技術を持つ素晴らしい大手製薬会社で15億ドルという資金がありながら、会社には看板をかける場所さえなかったのだ。おかしな話に聞こえるかもしれないが、レビンソンにとっては普通のことだった。オフィスのことやスタッフや設備のことについての話し合いや、それに伴う悪夢のような経理作業は、もうちょっとはっきりしたことを各自が言えるようになるまで、後回しにした方がいい。

あちこちに場所を移しながら、彼らは『ネイチャー』、『セル』、『米国科学アカデミー紀要』などの科学雑誌で老化に関する論文や査読記事を繰り返し読んだ。仮説は山のように見つかった。チームは専門家を呼んで、長生きや老化や病気についての疑問を片っ端からぶつけた。その合間に、彼らは知識を分け合い、互いにプレゼンテーションを行い、議論を交わし、アプローチを考えた。彼らは広く認知されている全米中のあらゆる研究所に足を運んだ（中にはそうでない場所もあった）。キャリコとの共同研究を熱心に望んでいたオーブリー・デ・グレイの研究所もその一つだった）。戻ってきた彼らは、一般的な常識を前以上にこき下ろした。老化はあまり理解されていないというわけではない、と彼らは結論づけた。まったく理解されていないのが実情だ。クレイグ・ベンターが20年近く前によく口にしていた「我々は生物学をこれっぽっちも知らない」という言葉が思い出される。

その言葉が生物学に当てはまるなら、老化にはなおさら当てはまる。レビンソンとキャリコ・ファイブの他のメンバーがそう考えた理由には、この分野がまだ誕生してから日が浅く、突飛な科学研究や、場合によってはずさんな研究（わずかであっても厳密さを欠いた方向に傾きがちな研究）も入り込む余地があることが挙げられる。その結果、本当に真面目な研究がほとんど行われなくなる。人々は老化防止のためのビタミン類やサプリメントに数十億ドルを使っているが、老化防止薬の開発にちょっとでも金をかけようとする製薬会社はまだない。

混沌とした研究の実態を踏まえて、レビンソンは差し当たってキャリコでは、一般的な「死を招く原因」のリストを無視することに決めた。これらの理論は正しいかもしれない。死は、テロメアやフリーラジカルやトランスポゾン次第で決まるのかもしれない。もしその通りなら、それらの研究者たちの幸運を祈って、彼らに任せよう。だが、２０１３年の時点から始めるなら、キャリコは白紙の状態からスタートするのが一番いい。自分たちで正しく理解していくこと。厳密さを求めること。死という強敵をねじ伏せるにはそれしかない。

しっかりしたやり方

しっかりしたやり方で敵をねじ伏せるためのルーツは、シンシア・ケニヨンの研究にあった。彼女は長寿研究の花形研究者だったが、その最大の理由は彼女がグーグルやキャリコの設立よりもはるか昔、アーサー・レビンソンがジェネンテックのＣＥＯに就任し、クレイグ・ベンターがヒトゲノム計画を飛び出すよりも前に、革新的で奇妙な発見をしたことにある。その発見は、よりにもよって、線虫に関係がある。学名はカエノラブディティス・エレガンス（Caenorhabditis elegans）、略してＣ・エレガンスと呼ばれる。

１９９３年、カリフォルニア大学サンフランシスコ校のケニヨンの研究室にいた博士課程の学生の一人が、シャーレの中で小さな生き物の集団を観察していた。ケニヨンは、その学生が「魔法」

を見たと言ったことを覚えている。およそ線虫には似つかわしくない言葉だ。魔法だと表現されたのは、とっくの昔に死んでいるはずの時間が経過しても、線虫たちが死なずにいたことだ。ケニヨンは顕微鏡をのぞき、こう思った。「こんなこと、ありえない。」

しかし、それは現実だった。ケニヨンには理由に心当たりがあった。彼女のチームは、この線虫の集団に対して、インスリン受容体に関連するたんぱく質の鍵遺伝子「Ｄａｆ－２」を変異させていた。Ｃ・エレガンスは２万１０００個の遺伝子を持ち、ＤＮＡ塩基対の合計は１億組になる。ここにはたくさんの情報が含まれる。しかし、ケニヨンらのチームがこれらのうち２個の小さなヌクレオチドを置き換えると、線虫が平均寿命の２倍も長生きするようになったのだ。

Ｃ・エレガンスのほとんどは21日程度しか生きることができず、活発に動き回るのは12日目前後までというのが平均的な状態だ。しかし、遺伝子を変異させると、このペースがゆっくりになる。普通なら17日目の線虫たちは老人ホームにいるような雰囲気になり、３日後には死滅する。しかし、この線虫たちは17日目をはるかに超えてもビーチではしゃぐ若者のように活発に活動し、30日を過ぎても元気だった。さらに、性的活動を行う期間も平均より長かった。これを人間に例えると、70代の人々が35歳前後の見た目と元気さを保ち、健康に１５０歳くらいまで生きていることになる。

ケニヨンはこの発見に驚き、戻ってもう一度結果を確かめた。さらに、彼女はもう一度同じ実験を繰り返して、あらゆる点をよく調べ直した。そして、もたらされたのはよいニュースだった。この魔法の遺伝子のおかげで、彼女の研究者人生は180度変わった。

少し前から

少し前から、ケニヨンは行き詰まりを感じていた。ジョージア工科大学で生化学を学んでいた頃、彼女はいつも礼儀正しく、穏やかな話し方をした。60代になった今でも、「うわ〜」「いけてるじゃない」というような1950年代の中西部の若者のような言葉遣いが出ることがある。ちょっぴりうっかり屋なところもあり、正確無比にはほど遠い。ケニヨンは頭がよく、いつも意欲にあふれていた。ジョージア工科大学の卒業時には卒業生総代に選ばれ、MITで博士号を取得して、ケンブリッジ大学で博士研究員として働いた後、カリフォルニア大学サンフランシスコ校にやってきた。

だが、ケニヨンには負けん気の強いところもあった。粘り強く、あきらめない。自分が正しいと信じていれば、誰かに間違っていると言われても気にかけなかった。彼女の父親はよく言っていた。「物事には正しいやり方と間違ったやり方がある。そして、シンシアのやり方がある」。

ケニヨンが周囲から反対されても、老化の研究に取り組むことを決断した理由は、そのあたりにあるのかもしれない。彼女に忠告する者もいた。老化研究は本当に重要な科学に取り組む力がない変人のための受け皿で、負け犬のための場所だ。老化は仕方のないことだし、もちろん遺伝学でもどうしようもない。なぜなら、遺伝子が生物の寿命に影響することはないからだ。これは決まっていることなんだ。彼女は小さな生物は寿命が短く、大きな生物は寿命が長いこと、寿命と遺伝子は関係ないことをわかっていないのか。

ケニヨンはその意見には同意しかねた。遺伝子操作を行ってきた経験から、彼女は遺伝子が考えうる限りの生物学的挙動のオン・オフを切り替えるスイッチであることは明らかだと確信していた。どうして老化だけが例外になるだろう。

寿命が倍になるというケニヨンの発見が大ニュースになったのには、そんなわけもあった。ケニヨン（と彼女の学生たち）が１９９３年12月にネイチャーで最初の論文を発表したことをきっかけに、研究者たちは老化や長生きの研究にも、もしかすると本物の科学が含まれているのかもしれないと考えるようになった。生物がどのくらい長く生きるかを根本的に決めている遺伝子が存在するのかもしれない。そして、それらの遺伝子に手を加えることもできるかもしれない。もしそれが実現すれば、どうなるのだろうか。

20年ほど後

それから20年ほど経ってから、アーサー・レビンソンは遺伝子を操作して生物の年齢を切り替えられる可能性があるというシンシア・ケニヨンのアイデアを初めて知り、衝撃を受けた。たとえ線虫であっても、寿命を2倍に延ばせるほど根幹に関わる分子の歯車が存在する可能性があるのか。

さらに、彼はＴＯＲ（ラパマイシン標的たんぱく質、インスリン抵抗性にも関わっている）と呼ばれる別の遺伝経路でも線虫の寿命が2倍に延びることを知って、もっと驚いた。これらの実験により、生物の寿命は今や4倍になった。人間でいえば３２０歳まで、はつらつと生きられるわけだ。いずれは動物の寿命を10倍に延ばせる方法がみつかるのではないだろうか。あとになって、同様の遺伝子操作によりショウジョウバエの寿命も大幅に延ばせることがわかった。

人間が線虫やショウジョウバエでないことは誰でも知っている。だが、私たちはまったく異なるように思える生物、例えばマウスとも多くの遺伝経路を共有している。そこで、マウスのＤａｆ－2遺伝子を組み換えて、同じように寿命が2倍になるかどうかを調べる研究が行われた。少なくとも遺伝学的に言えば、マウスは線虫よりもはるかに人間に近い。人間とマウスは遺伝子の99パーセントが同じであり、マウスの結果は人間にかなり近い可能性がある。

ケニヨンやレビンソンは、大勢の赤ちゃんのＤａｆ－2遺伝子を変異させる治験を実施して、３００年後まで生きるかどうかを調べようと計画しているわけではない。結果を見定めるには、そのための長生きが必要になる。だからこそ研究の最初の段階では短期間で結果がわかるマウスやショウジョウバエや線虫が使われる。それに、まだ時期も尚早だ。ＦＤＡはいまだに老化を病気とみなしておらず、治験という形で実験を行うことは現時点では不可能だ。

だが、問題に取り組む方法は他にもあるかもしれない。

Daf－2変異マウスはがんにかかりにくいというメリットがあることがわかった。変異遺伝子が体内の酸化ストレスを減らし、がんの発症率の低下につながっているようだ。キャリコがDaf－2の実験から得られた知見を利用して、がんを減らすための治験としてFDAに届け出ることを検討してはどうか。それなら面白いがんの治験くらいにしか思われないだろうし、結果が出ればすばらしい。そのうえで治験に参加した人々の老化を遅らせるという副作用が出れば、なおよい。

これはまったく新しいアイデアというわけではない。同じような研究を試みた科学者は他にもいる。ある治験では、がんの治療薬を使用して高齢マウスの関節で形成された老化細胞を破壊し、関節炎を減らそうとする試みが行われた。オーブリー・デ・グレイも気がついて強い興味を持ったように、これらの細胞が体内の炎症を引き起こしているのではないかというわけだ。がんの薬で痛みのある関節の老化細胞を減らせるなら、普通の人もより若く健康でいられるようになるのではないか。ラットを使った実験では、まさにその通りの結果が出た。人間の治験は2018年に予定され、結果は2019年に明らかになるはずだ。

ニューヨーク州ブロンクスにあるアルベルト・アインシュタイン医学校の老化研究所のニール・バルジライは、メトホルミンという薬を使って一気に老化を遅らせることができるのではないかと考え、FDAの治験を実施する費用5000万ドルを募っている。メトホルミンが登場したのは1950年代で、糖尿病でインスリン抵抗性が低下している患者に使われてきた。この薬にケニヨンのＤａｆ－２変異遺伝子と同じような効果があることがわかったのだ。動物や人間の２型糖尿病の治療に使用すると、インスリン抵抗性を低下させるだけでなく、同時にがんの発症率、酸化ストレスも下げる効果があり、アルツハイマー病にも効くかもしれないと言われている。

一般的に、インスリン抵抗性を下げるように改変された遺伝子は、食糧が乏しい世界で生きていると体に思わせているようだ。進化という観点から見れば、種の内部の遺伝プロセスからこう言われているようなものだ。「ようし、聞いてくれ。我々は食べ物を見つけて生き抜くことに集中する必要がある。だから、状況が改善されるまでは老化を遅らせることにしよう。いずれたっぷりの食糧を手に入れて子孫を残せるくらいのいい暮らしがまたできるようになったら、やることをやって、子供を作って、死に向かって進んでいこう」。言い換えれば、飢餓には老化を遅らせる効果がある。

動物にしろＤＮＡにしろ、本当にこんな風に「考えて」いるわけではないが、多かれ少なかれ分子レベルではこれに近いことが起こっているように見えるし、Ｄａｆ－２遺伝子の役割もまさにそのあたりにありそうだ。これらのスイッチは、より多くの子孫を残せる可能性が高くなるように種の寿命を延ばす方向に生物の進化時計を切り替える。問題は、科学者がホモ・サピエンスを相手にその奇跡を起こせるだろうかということだ。

17　ヒューマン・ロンジェビティ

　オーブリー・デ・グレイとの短い運命の交錯を除けば、ヒトゲノム計画が終わってからの目まぐるしい数年間を経て、微生物を求めて世界をめぐり、世界初の人工生命を作り出すまでの間に、クレイグ・ベンターが老化と死の問題を特に気にかけることはなかった。だが、２０１２年の秋にボブ・ハリリとピーター・ディアマンディスからの電話を受けたその日からすべては変わった。アーサー・レビンソンとビル・マリスとラリー・ペイジがパロアルトで夕食を共にしてから少し後のことだ。ディアマンディスとハリリにはベンチャー企業のアイデアがあって、ベンターが興味を持つのではないかと思って連絡してきたのだ。

　ＭＩＴとハーバードで分子生物学、医学、航空学を学んだ経歴を持つ黒髪の51歳の起業家、ディアマンディスはシリコンバレーでは有名人だった。彼の父親はニューヨークで最も有名な雑誌編集者の一人で、一時期は『マドモアゼル』や『ニューヨーク』など22誌以上の専門誌を手がけていたこともある。

医学博士号を取得しているにもかかわらず、ディアマンディスは医学に背を向けた。子供の頃から宇宙探査に魅了されてきた彼は、1990年代に意欲的ないくつかの大型プロジェクトを経て、ついに彼にふさわしいプロジェクト、Xプライズにたどりついた。Xプライズは、2週間以内に2回にわたって3人の人間を宇宙に運べる宇宙船を製造し、飛ばした民間企業に1000万ドルを賞金として出すというコンテストだった。8年という時間はかかったが、2004年にスペースシップワンが賞金を獲得した。これによって一連のXプライズのプロジェクトが動き出し、ラリー・ペイジからイーロン・マスクまでシリコンバレーのいたるところに影響を及ぼすようになったことも大きな変化だった。

最近のディアマンディスのXプライズプロジェクトは、月面探査から貧困の撲滅まで多岐にわたる分野で発明を支援している。「人類のための大胆な突破口」というフレーズをディアマンディスは好んで使う。プロジェクトの成功と、2008年にレイ・カーツワイルと共同で設立したシンギュラリティ大学は、シリコンバレーのキーマンとしてのディアマンディスの評価を揺るぎないものにした。

ディアマンディスとは違って、ボブ・ハリリはシリコンバレーでは新顔だったが、ディアマンディスとは十年来の知り合いだった。ハリリもまた航空学が大好きで、大柄でいかつい見た目ながらも、怖いところはみじんもないという面白い人物だ。騒がしいときもあるが、ビジネスの話になると集中して無口になる。ニューヨークのクイーンズで育ち、兄と一緒にシングルマザーの母親に育てられた。レイ・カーツワイルが育ち、うろうろしていたジャクソン・ハイツからも遠くない場所だ。家は貧しかったが、ハリリの母親は教育を何よりも大事に思っていたため、彼は海軍予備役軍に入隊し、海軍航空隊に入るつもりで工学の学士号を取得した。

彼は物心つく頃からずっとパイロットになって空を飛びたいと思っていたが、卒業とほとんど同時にベトナム戦争が終わり、パイロットになれるチャンスはほとんどなくなった。そこで、数学が得意で仕切り屋を自認するハリリは、医学部に目標を変え、州兵になった。自分の体と健康を維持するためには、医学博士になるのが一番だと彼は考えた。ハリリは軍隊で何度かの飛行任務を務めたが、神経外科医になってからは飛行任務とは縁を切って医師としてのキャリアを積み、やがて自分専用のジェット機を買った。

彼らに共通する医学と空への情熱を考えれば、Xプライズの航空宇宙に関心を持つ医師向けのイベントでハリリがディアマンディスに出会ったことは当然の流れと言えよう。2人はすぐに意気投合した。

ベンターに電話がいくことになった発端は、ハリリが自分の2000年代初めの画期的大発見、胎盤幹細胞を研究する会社を作らないかとディアマンディスに持ちかけたことだった。最初のうち、彼らが話し合っていたのはこのアイデアで、老化のことは話題にならなかった。ハリリは単に胎盤幹細胞には非常に優れた治癒効果があるため、あらゆるレベルの再生医療に使えるのではないかと思っていただけだったが、あるときに、グーグル・ベンチャーズでハリリ、ディアマンディス、レイ・カーツワイル、ビル・マリスというメンバーで話をしていたときに、老化を研究するというアイデアが浮かんできた。これは、マリスが長生きに関する自分の考えをジョン・ドーアやグーグルの面々に話し始めたのとほとんど同じ時期だった。そして、ディアマンディスとハリリがベンターに電話したときには、彼らは長く健康に生きるための研究を目的とした新会社に賭けてみようと決めていた。

ベンターがこのビジネスに非常に強い興味を示したことは関係者全員にとって朗報だった。ハリリは、ベンターを反骨心と先見の明を兼ね備えた真の先駆者だと考えていた。どんなことであれ、何でもやってのける男。それがベンターだ。ハリリは30年の間に、ヒトゲノム計画ばかりではなく、他の多くのプロジェクトでベンターがこの類のことを成し遂げるのを一度ならず目にしてきた。彼は、ベンターが長年にわたって何百人もの研究者と科学者を雇い、成果を出せるチームを作ってきたことを知っていた。ベンターが関われば山のような報道陣とベンチャー投資家も寄ってくることは予想できたが、ディアマンディスとハリリは気にしなかった。何といっても、世間的にはベンターは世界が誇るゲノム学者であり、世界的に注目を浴びる科学者でもある。ベンターが成功者であるのは疑いのないところだし、彼の方に時間を割く意思があるなら、彼のパートナーとなる人間の方ではまったく文句はない。

ハリリの見方

人間の健康と老化に関するハリリの見方は、ベンターとは違っていたが、2人の意見が対立したわけではなかった。ベンターは、DNAの秘密さえ解き明かされれば、老化も含めた人間の健康と行動はすべて理解できると信じて疑わなかった。ハリリは胎盤幹細胞が有効な「再生の原動力」で、いずれは「薬」として商品化できると考えていた。

ハリリは、ニューヨーク病院コーネル医療センターで神経外科医兼外科医として働いていた25年前からこのような研究を始めていた。来る日も来る日も、脳に重度の損傷を負って救急治療室に運ばれてくる患者を彼は目にしていた。つらい光景だった。彼には忘れられない出来事があった。その日に運ばれてきた患者は、自動車事故にあった若い女性で、意識がなく、ひどいけがをしていた。家族に説明をするたびに、いつも同じ質問が彼に投げかけられる。「彼女はどうなるのですか。意識は戻りますか。母親として子供たちのところに戻ることができますか」。彼の心は痛んだ。

女性の家族がちょうどハリリにそれらの質問をしているときに、彼は別の理由で呼び出された。

彼の妻がお腹にいる娘の初めての超音波検査を受けようとしていたのだ。彼は悩み苦しむ家族にできる限りの答えを返し（見通しは明るいとは言えない）、産科に向かった。だが、彼の頭からはその女性患者のことが離れなかった。彼の目から見れば、医者はけがをした患者を助けることは得意かもしれないが、元の状態まで回復させることにかけてはそれほどの力はない。もっといい方法があるはずだ。

そんなことを考えているうちに、ハリリは妻が待つ部屋に着いて、お腹の娘の超音波画像を見た。小さな娘の真上には胎盤が映っていた。胎児に比べると胎盤はとても大きかった。ハリリは考え込んだ。

胎盤は母親から成長する胎芽や胎児に血液を送るだけのものだというのが当時の一般的な考え方だった。両者の血管を結びつけるのが唯一の役目だというわけだ。だが、工学技術者でもあるハリリはそれでは筋が通らないと思った。胎盤がただの血液の受け渡し役なら、胎児の発達の初期段階では小さく、胎児の成長に合わせて大きくなっていくはずではないか。だが、この胎盤は胎児よりもはるかに大きい。つまり、血液以外にもたくさんのものを供給していなければおかしい。その瞬間に彼はひらめいた。

そっけない形の大きな肉の塊のような胎盤は、何と表現したものか、血まみれのピザに同軸ケーブルのようなさい帯がつながれているようにも見える。多くの研究者が熱心に調べたがるような代物ではない。産婦人科医なら誰でも、赤ちゃんが生まれるとすぐに胎盤が排出されることを知っている。これは「後産《あとざん》」と呼ばれ、普通はそのままごみ箱行きになる。しかし、ハリリは人生の中で一度ならずごみ箱をあさって中身を調べてみたいと思ったことがあった。それなら、胎盤を研究してその秘密を探ることに何をためらうことがあるだろう。

最終的に、ハリリの研究によって胎盤は役に立たないどころではないことが明らかになった。実際には、胎盤は胎児が発達して健康な子供に成長するために必要なあらゆるものを供給していたのだ。胎盤には万能性幹細胞が豊富に含まれていた。この細胞は、体で必要とされるどんな細胞にも、すなわち肝細胞にも、筋細胞にも、神経細胞にもなれる。生物の発達において、万能性幹細胞は皮膚や骨や心臓や腎臓など、人間が生きていく上で欠かせないあらゆる細胞に変わる。だから、胎盤は優秀な幹細胞の生産工場であるとも言える。それなのに、毎日のように胎盤はごみ箱に捨てられているのだ。

このような発見をすると、多くの科学者たちは査読雑誌に自らの発見を絶賛する論文を投稿する。ハリリにも何度かそんな経験があった。しかし今回の彼は論文を書くのはやめ、代わりに特許をとった。彼の特許番号7045148の申請は2001年12月に受理され、翌年の9月に承認された。[11]特許出願書類では、「胎盤に由来する胚性様幹細胞」を採取して他の人間の幹細胞を再活性化させる方法について詳しく説明されていた。ハリリは、胎盤とは損傷を受けた細胞や死んだ細胞を含め、人体で必要とされるあらゆる種類の細胞を作る生きた工場のようなもので、機械と変わらないと考えていた。

特許を取ってからまもなく、ハリリはアンスロジェネシス・コーポレーションとライフバンク社を設立した。のちの2002年に数十億ドル規模の資産を持つ製薬企業セルジーンがこの2社を買収し、セルジーン・セルラーセラピティックス社が誕生した。ハリリは同社の会長、創設者、最高科学責任者の肩書を手に入れた。

すべては順調に進んでいたが、2012年頃になると、ハリリはそろそろ胎盤幹細胞を使って筋肉や骨や臓器の再生の研究にもっと直接的に取り組むべき時期に来ていると考えるようになっていた。当時のセルジーンが取り組んでいた研究は、ほとんどががんに集中していた。それも重要ではあるが、ハリリはもっと大きな可能性が未来に待っていると思っていた。彼がディアマンディスにその考えを伝えたのもその頃だ。

3人の決断

3人が老化を研究する会社を作ることを決断した背景には、各々の事情があった。カーツワイルやレビンソンと同じく、ベンターも父親を早くに亡くし、その経験から病気に体がやられた後ではなく、やられる前に先手を打つことが何よりも重要だと確信していた。彼の父親のジョン・ベンターは、自分の意見についても健康管理についても人に口出しされたくないと考える人間だった。残念ながら、このやり方はよい結果を生まなかった。ある夜の就寝中に、彼は激しい心臓発作に襲われて死んだ。心臓負荷試験を受けてからわずか2週間後の出来事だった。少なくとも本人は検査の結果に問題はなかったと言っていたが、解剖の結果、血管がひどく詰まっていたことがわかった。

今は母親の体がどんどん弱ってきている様子をベンターは目にしていた。これも喜ばしいことではない。少なくとも彼は両親の経験から学んだし、大勢の人々の生活の質をひどく落としている痛みや病気を軽くすることができるかもしれない。

ハリリが胎盤幹細胞の大発見をしたとき、彼はこれが健康維持の強力な武器になると考えた。胎盤の幹細胞は、妊娠中に胎児を育てるだけでなく、母体にもよい影響を与えていた。多発性硬化症やクローン病などの自己免疫性疾患によるひどい体調不良に悩む女性が妊娠すると、症状が消失する例が多いことを彼は経験的に知っていた。妊娠は奇跡のようなやり方で免疫系を解き放ち、母親と子供の両方を守っているように思える。

最初の頃の研究者たちは、幹細胞を使えば折れた背骨や体に負った傷や病気になった器官もどうにかして修復できるという希望を持ち続けてきた。１９６０年代から、骨髄から抽出された幹細胞は特定のがんの治療に使用され、成功を収めてきた。だが、幹細胞は患者本人から採取するか、遺伝子の型が一致する人から提供を受けるしかない。そうでなければ、拒絶反応が起きるからだ。これらはどんな細胞にも分化できる万能細胞ではなく、限られた種類の細胞にしかなれない多能性細胞であるため、例えば血液や骨や腎臓など、採取された器官に近いごく限られた範囲の細胞にしか変われない。つまり、万能細胞に比べれば応用範囲が狭い。だが、2000年代の初めには万能細胞はヒト胚からしか入手できず、（特にブッシュ政権下では）倫理面で問題視されていた。

だからこそ、ハリリは胎盤幹細胞の発見に興奮したのだ。これらは万能細胞だが、ヒト胚を使う必要はなく、採取にまつわる問題は少ない。コーネル大学にいた頃に、ハリリは胎児手術で胎盤の力を目にしていた。胎児手術は、命にかかわる、または誕生後に重度の障害が残る恐れのある心臓や肺の問題を胎児が抱えている場合に行われる。出生前に治療するため、母体のみならず、胎児にもメスが入れられる。手術中もずっと、胎児は母親と胎盤とさい帯を通してつながっている。

このような胎児手術が終わった後で、ハリリは二つの驚くべき現象を目にした。第一に、胎児手術を受けた赤ちゃんたちは、誕生後まで手術を待った場合よりもたいていははるかに経過がよい。第二に、新生児に胎児手術のときについたはずの傷跡は見当たらない。生まれる前に胎盤から大量の新しい幹細胞が胎児に供給されるため、赤ちゃんの体は完全に再生しているのだ。

胎盤細胞のもう一つのメリットは、卓越した免疫機能だ。体内に異物、たとえば風邪のウイルスや感染症の原因となる細菌や単なる破片が侵入すると、ただちに免疫系が原因物質を認識して、破壊しようとする。そのため、臓器移植後の拒否反応は大きな問題となっており、だからこそ使用する幹細胞の型が一致する必要がある。新しい細胞や臓器が提供されたとしても、体がそれらを拒絶する。だが、胎盤細胞は出生時から温存されていた患者自身の細胞のようにふるまい、くたびれたり、病気になって交換が必要な細胞の代わりになれる。

ハリリは、精子と卵子が赤ちゃんになるまでの9カ月間に、母体がなぜ同じような拒絶反応を起こさないのかを不思議に思うことがよくあった。胎児だって異物のはずだ。しかし、そんな問題は聞いたことがない。なぜだろう。カメレオンが体の色を変えて姿を見えにくくするように、胎盤は数種類の分子を抑制して胎児の存在を隠す。免疫という点でいえば、母親は出産まで胎児が存在していることにすら気がついていないことになる。これはカンガルーのようにおなかの袋で赤ちゃんを育てたり、ニワトリやサンショウウオのように卵を抱く代わりに、安全な子宮の中で子供を育てられるようにして、哺乳類の進化を大きく前進させた要因だ。

ハリリは、そのおかげで胎盤幹細胞には三つの生物学的に素晴らしい利点があると考えた。体のどの部分にでも使えること、非常に優れた再生能力が期待できること、移植を受けた患者に拒絶反応が起こらないことだ。それなのに、毎年1億2900万人分のヒト胎盤がごみ箱行きになっているのは少しばかりおかしいのではないか。ハリリはその状況を変えたいと思った。彼の試算では、すべての胎盤を利用できれば、およそ10万回分の治療薬を作れるはずだった。もしかすると、若返りの効果がある薬もできるかもしれない。

ベンターと幹細胞

ベンターは、幹細胞の素晴らしさもわかっていたが、本当に興味があったのは、ヒトゲノムの謎を暴くことだった。それがうまくいけば、現在のように痛みや不調を感じてから病院を受診したり、救急車で運ばれたりするような今の医療モデルではなく、真の予防医学の時代が始まるだろうというのが彼の考えだった。「先生、ひざがものすごく痛いんです。以前ほど見えなくなってきた（聞こえなくなってきた、歩けなくなってきた、話せなくなってきた）気がします。しんどくてたまりません」。

患者にそう訴えられても、2012年の段階で医師に何ができただろう。いくつかの検査をし、症状が意味するところを突き止め、それに合わせてすでに発生しているダメージの修復に努める。もしかすると、薬で進行を遅らせることもできるかもしれない。だが、症状が出る前に手を打てれば、もっといいのではないだろうか。

だから、ベンターは一人一人の患者のゲノムの秘密を解き明かしたいと考えたのだ。ヒトゲノム計画の頃から、DNAを調べればその人についてかなりのこと（経験は別だが）がわかると彼は信じていた。見た目の問題だけでなく、体が発達して強い体が作られ、やがて衰えていく過程の傾向についてもわかる。遺伝子は、内気、心配性、積極的、おおらか、意欲的といった性格のどれを（あるいはどのような組み合わせを）持ち合わせているかを教えてくれる。遺伝子にはありとあらゆる情報が含まれているが、現時点ではその情報はほとんど知ることができない。だからこそ、ベンターはできる限りたくさんのヒト遺伝子を解読することが重要だと考えているのだ。それが実現すれば、自分の生物学的な未来をあらかじめ知ることが可能になり、老化によって体が衰えていく前に修復できるようになる。

だが、そのためにはヒトゲノム解読のコストが下がり、解読時間も大幅に短縮される必要がある。そして、これは実現に近づいている。最初のヒトゲノム解読には30億ドルの費用がかかった。2013年の時点で必要な費用は2000ドルに迫り、カーツワイルが予測していたように、急速に低価格化が進んでいる。

ベンターとディアマンディスとハリリという3人の科学者たちがこれから数カ月間で話し合うことはたくさんありそうだったが、顔を合わせてみると、彼らが力を合わせるべきであることがはっきりした。強力な二つの医療技術、ゲノム学と幹細胞が融合すれば、ハットトリックのような離れ業が生物の世界で実現するかもしれない。医学に革命を起こし、非常な長生きを可能にしながら、同時に生活の質を向上させる、そんな素晴らしい会社ができるかもしれないのだ。そこから得られるであろう金銭的な利益は言うまでもなく、社会にもたらされるであろう恩恵についても考えてみてほしい。

ただし、金を生み出すためには金をかける必要がある。つまり、多額の投資が必要になる。必要な金額は数百万ドルでも、数千万ドルでもない。数億ドルだ。そこはディアマンディスの出番となる。資金集めにかけては、彼の腕はオリンピック級だった。ベンターに言わせれば、「まったくもって都会向きの男」ということになる。ハリリはディアマンディスを知のキューピッドと呼んだ。多くの功績を残す中で、彼はシリコンバレーのほぼすべての金持ちと交友関係を築いていた。そこで、2013年の半ばにディアマンディスは取締役会を開いて、投資してくれそうな大金持ちのリストをまとめた。イーロン・マスク、エリック・シュミット、ラリー・ペイジ、ペイパル創業者のピーター・ティール、マイクロソフト共同創業者のポール・アレン、ヴァージンアトランティック航空創業者のリチャード・ブランソンなどの名前が入った、短いリストが出来上がった。

その9カ月後の2014年3月、ベンター、ハリリ、ディマンディスは三頭体制の会社、ヒューマン・ロンジェビティ社の設立を発表した。シリコンバレーの金持ちの懐から集まった初期投資額は7000万ドルにのぼった。これは、グーグルがキャリコにぽんと出した金とは性格が違う。だが、これで事業を始め、後から資金が追加されるところは同じだ。すぐにサンディエゴにヒューマン・ロンジェビティ社のオフィスが設立され、次にはパロアルトのオフィスが開業した。またたく間に、この会社は存在感を見せるようになった。そしていつものように、ベンターは戦力を終結させて、ゲノム学に新たな突破口を開こうとしていた。

Part 4

成功

長く生きていると、死ぬ気がなくなる。

――――ウォルト・ホイットマン、草の葉

18　死神の手を逃れる

21世紀のシリコンバレーでベンジャミン・ゴンペルツの名を知る人は少ない。それも仕方のないことだ。17世紀に生まれたゴンペルツは、独学で知識を身につけたほぼ無名の数学者だった。英国生まれのユダヤ人だった彼は、大学教育を受けることができず、ロンドン証券取引所で働き始めた。だが、彼は空いた時間を使ってアイザック・ニュートンのすべての著作の内容を吸収し、あらゆる高等数学を使いこなせるようになった。１８２４年に、近い親戚が提携保険会社を立ち上げると、ゴンペルツは保険数理責任者になった。

保険会社は、人が死ぬ平均的な時期を知りたいと考える。数理人の一番の仕事はそれを調べることだ。こうして若き数学の天才が生み出したのが、年齢と死亡率の関係を数式で表したゴンペルツの法則だ。

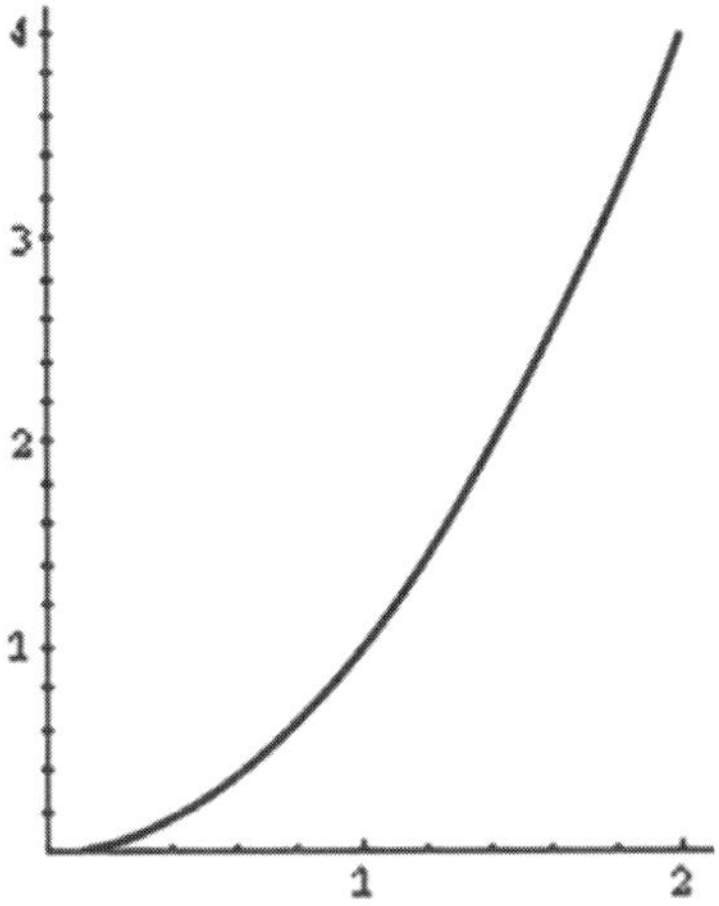

$$H(t)=\alpha e^{\beta t}+\gamma$$

アーサー・レビンソンはこの方程式に興味を引かれた。キャリコでこのゴンペルツの法則について話をしたとき、レビンソンはホワイトボードに方程式を書き、それからゴンペルツ曲線と呼ばれる方程式を表すグラフを描いた。グラフを見ると、急斜面のスキー場のゲレンデの終わりの部分のようにも見える。

方程式を書くと、$H(t)=\alpha e^{\beta t}+\gamma$ となる。[12] ほとんどの人にとってはこれだけでは意味がわからないだろう。だが、レビンソンから見れば、これは美しい式だった。その明快さと論理性をレビンソンは高く評価した。生と死のような圧倒的で複雑な感情もからむことが、科学的な意味を持つ単純な式で表される。完璧ではないか。

式の$H(t)$は、時間tが経ったときに死ぬ人間の割合を表している。式で使われているα（アルファ)、β(ベータ)、γ(ガンマ)は極めて重要な意味を持つ変数で、式の右側はどのような割合ですべての死がもたらされるかを説明している。[13]

レビンソンは、ボットスタインやケニヨンらと話しているときに老化の数学が話題になるまで、ゴンペルツのことをすっかり忘れていた。子供の頃のレビンソンにはわからなかったが、昔、ハワード叔父が世界年鑑を送ってくれたときに彼が目にした統計情報は、ゴンペルツの式から導き出される結論と同じだった。統計情報とゴンペルツの方程式からわかることは、まず人生の早い段階では曲線はかなり平坦に近いということだ。死や危険はまだ遠く、健康にも恵まれる。しかし、やがて曲線は上昇をはじめ、年を追うごとに死が指数関数的に近づいてくる。急な曲線の角度は、人間の寿命について恐ろしい事実を告げている。人間が死ぬ確率は、8年半ごとに2倍になるのだ。つまり、70歳、80歳まで生きれば、その先の大幅な長生きは期待できないことになる。

レビンソンはゴンペルツの方程式の意味を次のように説明した。

αは、一人一人の人間に配られた遺伝子のカード(いいカードの場合もあるし悪いカードの場合もある)と個人の経験(ストレス、食生活、医療、運動、経済状態、社会的地位など)が合わさったものを表している。αは、これらの変動因子によって決まり、人によって異なる。γは偶然に起こる、命に関わる出来事を表す。例えば、自動車事故、洪水、殺人など、完全に運任せの悲劇的な事件を表す変数だ。そして、もう一つの変数βは、個人の経験に関係なく、人類全体に影響する普遍的な力を意味する。どれほど素晴らしい遺伝子の持ち主で、きちんと育てられ、ストレスと上手に付き合い、しっかり運動し、正しい地中海式の食事だけをとっていたとしても、人間は200年も300年も生きることはできない。

それほど長生きする人間がいないのはなぜだろう。理由ははっきりわからないが、進化の過程であらゆる動物には種ごとに一定の寿命が定められたのではないだろうか。人間も例外ではない。ホモ・サピエンスの寿命の限界は110歳から120歳あたりのように思われる。150年も200年も生きる人間はいない。つまり、本気で人間の寿命を大幅に延ばしたければ、誰かがどうにかして変数βを変えるしかない。それが究極の問題を解決できる唯一の方法ということになる。

レビンソンは、25年前にラリー・ノートンに出会ってゴンペルツの方程式を知った。スローン・ケタリングがんセンターに勤務していた物理学者にしてがん生物学者のノートンは、がん腫瘍の成長を表すのにこの方程式を使っていた。最初のうち、発生したばかりの腫瘍はゆっくりと増えるが、増殖するにつれて体の他の部位にも急速に広がっていく。ノートンの発見は、がんの放射線治療と薬物治療のやり方をすっかり変えた。一人の科学者はゴンペルツ曲線を「生物学で最も素晴らしい定量的法則」と呼んだ。

レビンソンが特にこの方程式に興味を引かれた理由は、死という問題を三つの要因にきれいに分けてみせたことだ。

γに関してはどうしようもない。不慮の事故を完全になくすことは不可能だし、大した理由がなくても人は死ぬことがあるという恐ろしい現実は認めざるを得ない。

αは改善の余地がある。ただし、あくまでもある程度までというただし書きがつく。少なくとも裕福な国では、すでに科学の力で人間の寿命は過去115年間で2倍近くに延びている。がんの研究が進み、アルツハイマー病の治療法が確立されれば、αはさらに改善されるだろう。それは喜ばしいことだが、根本的な人間の寿命の限界を超える力にはならない。αは、改善すればするほど、さらなる改善が難しくなる因子なのだ。もし死ぬことがなければ、平均的な死亡確率は8年半ごとに2倍になっていく。進化の過程で寿命に上限が設けられたのなら、どれほどの幸運に恵まれようが、αをどれだけ改善しようが、βは変わらない。

だが、βを変えられるとしたらどうだろう。人間に生まれつき与えられた寿命を本当に変えられるとしたら。そうなれば話は変わってくる。シンシア・ケニヨンはＤａｆ－2遺伝子の発見により、そのようなことが起こることを知ったのではなかったか。私たちの体の30億個の遺伝子の中にβを改良できる方法が隠れていて、これまで80年しか生きられなかった人間の寿命を２００年、３００年、あるいはもっと先まで延ばせる可能性があるのではないだろうか。

このアイデアを追求するために、レビンソンはキャリコの研究員の一人で計算生物学者のユージーン・メラムドに、βを何とかできれば正確にどのくらい寿命が変化するのかを計算するように頼んだ。

メラムドはまず、10万人の米国人のサンプルを調べるところから始めた。統計を見ると、50歳までに死亡した人数は5000人に満たなかった。そのうちの50パーセント弱の死因は薬物中毒で、18パーセントが事故や殺人で死亡していた。心臓病で命を落とした割合はわずかに6パーセントだった。

しかし、人間の平均死亡率は8年半ごとに倍増することを忘れてはいけない。50歳を超えると下降に拍車がかかる。心臓病の薬やがんの治療薬がすでに登場しているにもかかわらずだ。60歳になると、死者数は1万1000人に達し、72歳までには2万5000人があの世に行っている。100歳まで生きるのは、10万人のうち3パーセントにも満たない。メラムドのグラフは、長生きするほどに患う病気の種類も増えていくことを示していた。三大死因は心不全、がん、アルツハイマー病だが、αのもぐらたたきスタイルの医療だけでも、これらの病気の進行は遅らせることができて、寿命が延びる。

メラムドは遊び心を出してβの統計モデルを変えてみた。数字を8・5年に固定したときに、進化が決めた人間の寿命の上限が120年程度になるようにする。次にこの数字を0にすると、改善などという言葉ではとても足りないような結果、誰もがぶっ飛ぶような数字が出た。βの増加が30歳（念のために高めの年齢が設定された）で止まるとすると、寿命の中央値が695歳になるのだ。

これはあくまで中央値であり、中には１４００歳近くまで生きる人も出る可能性がある。時計を50歳で止めた場合、この数字は１８１歳まで下がるが、それでも平均の2倍を上回っている。

レビンソンは、βを最も死の危険が少ない10歳の時点で固定するとどうなるか試算するようにメラムドに頼んだ。出た数字は衝撃的だった。10歳でβをゼロにした場合の予想寿命は７９８７年、さらに90パーセントは３万年近く生きるというのだ。10歳以降のβをゼロにすれば、子供の遺伝子はピカピカの無傷な状態に保たれ、ほとんどの死因とは無縁になる。老化の時計が止まった状態なら、体は自らの修復をいつまでも続けるだけでよい。

もちろん、$\beta=0$を実現するには、今のところ、偉大なる進化の力を借りるしかない。非常に奥深い遺伝子や分子のレベルで寿命を設定し直す以外に手はないのだ。だが、レビンソンが注目したのはβの威力だった。人間の時間とエネルギーを根本から作り変えるビッグバンを起こしたければ、魔法を使う場所はここだ。実現すれば、科学的にも歴史的にも大きな人類の一歩になる。だが、それは可能なのだろうか。

19　メトシェラ

２０１６年半ばのキャリコは、活況を呈していた。従業員は98人になり、さらに増えようとしていた。規模を広げつつあったサウスサンフランシスコのオフィス内の研究所には、ユリの池、北西部領土、中つ国《なかつくに》といった名前が散らばっていた。ガラスの壁は手書きのグラフや計算結果でいっぱいだった。ここには、増え続けるキャリコの研究所の連中が出した意見やひらめきが集約されている。あるものは顕微鏡セクションで、またあるものは細胞生物学あるいはコンピューター科学の専門家として、みんなが死を押しとどめるための研究を進めていた。

キャリコはすぐにアンセストリー・ドットコムと提携して１００歳以上の長寿者の調査を始めた。１００歳と言えば不思議なほど長生きしているように思える。特別な酵母や習慣で長生きの理由を説明できるかもしれない。さらに興味深いことに、非常に寿命が長い、特殊な動物も存在する。キャリコのチームはいくつかの非常に興味深い例を発見した。

例えば、ゾウとフンコロガシを比べてみれば、両者の寿命に差があることは明らかだ。だが、非常によく似た2種類の動物がいたとして、どちらかが他方よりもはるかに長生きするとしたらどうだろう。オレンジラフィー（学名：Hoplostethus atlanticus）と呼ばれる魚は、まさにそのような生き物だ。世界中のレストランのメニューに名前が載るようになってからまだ日が浅いが、人気メニューとなっている。

オレンジラフィーは、河川や湖などの淡水域に生息するカイゾクスズキに非常によく似た魚だ。ほとんどの魚と同じく、カイゾクスズキは数年間あちこちを泳ぎ回った後で、天国の大池に移動する。一方、世界の冷たい海を泳ぎ回るオレンジラフィーは、スズキの仲間とほとんど同じような遺伝子を受け継いでいる。では、オレンジラフィーはどれくらい長く生きるのか。１４９年という記録が残っている。

シーフードをこよなく愛するレビンソンだが、この事実を知って以来、オレンジラフィーを注文するのをやめた。これまでに何匹の若い哀れなオレンジラフィーを自分の胃に送り込み、カムチャッカ半島沖の岩礁やスコットランドの北海を泳ぎ回っていたはずの１００年という幸せな時間を奪ったのかに彼は思いをはせた。

しかし、ここで本当に注目すべき点は、4年ほどで死んでしまうスズキの仲間であるこの魚が、

1世紀半にわたってあちこちの海をうろうろしていることだ。この事実をどのように説明すればよいのか。これも、進化がβを変える方法を見つけた一例だ。アーサー・レビンソンはここに着目して事の真相を探ろうと決意した。

そうすると、自然はこのような不思議な生き物をありとあらゆるところで生み出していることがわかってきた。ハダカデバネズミもそのような生き物の一つだ。生息地は東アフリカ、地下に穴を掘ってその中で生活し、ヤマアラシ下目《かもく》に属する。見た目はこの世の生き物とは思えないほど醜い。普通のネズミと同じくらいの大きさで、足は内股になっている。生気のない小さな目、爪の生えた足、血色が悪い黄色い肌。毛をすべて剃り上げ、アマチュアのはく製マニアが手をつけて失敗した死骸のように見えるかもしれない。ブタのような鼻の先からは2本の出っ歯が飛び出している。その前歯は、意地の悪い科学者がハンマーで適当に叩いて曲げたように見える。

それでも、この小さな生き物を愛する研究者もいる。その理由の一つは、げっ歯類としては例外的に寿命が長いことだ。長寿記録は、生理学者のシェリー・バッフェンスタインが1980年にアフリカから米国に持ち帰ってきた雄の個体で、入国時には生まれてからまだ2年しか経っていなかった。しばらくすると、バッフェンスタインはこの生き物を「じいさん」と呼ぶようになった。とても長生きだったからだ。「じいさん」がついに死んだのは2010年だったが、この個体は死ぬまでずっと巣の中でボスの座を譲らず、死の直前まで群れの女王である雌と交尾を楽しんでいた。

ハダカデバネズミが25歳まで生きることはめずらしくない。普通のネズミなら3年生きるのがやっとだし、研究用ラットでも4年生きることはめずらしい。しかし、これらの寿命が短いげっ歯類とハダカデバネズミの遺伝子はほとんど同じだ。それなのに、なぜ寿命にこれほど大きな差があるのだろう。

答えを知る人間がいるとすれば、バッフェンスタインをおいていない。彼女は長年にわたって科学界最大のハダカデバネズミの群れを飼育してきた。テキサス州サンアントニオに立地するバーショップ長寿・老化研究所では２０００匹のハダカデバネズミが飼われている。２０１５年に彼女は自分が飼育していたハダカデバネズミをキャリコに連れてきた。

落ち着いたところで、バッフェンスタインは研究用の様々なげっ歯類である、ハムスター、サボテンネズミ、シロアシネズミ、アレチネズミ、それにこちらも長生きなメクラネズミの群れと、自分が連れてきた群れを比べる作業を続けた。メクラネズミの仲間にも最長で20年生きるものはいたが、「じいさん」のように30年も生きるケースはなかった。

バッフェンスタインは比較を進めて遺伝子の違いを詳しく調べ、「じいさん」のようなハダカデバネズミはＮｒｆ２と呼ばれる強力なたんぱく質の恩恵を受けていることを明らかにした。このたんぱく質には、フリーラジカルなどによる酸化によって細胞が受けるダメージを打ち消す作用がある。Ｎｒｆ２は哺乳類の多くが持っており、人間もその中に含まれる。ハダカデバネズミの細胞が持つＮｒｆ２には、酸化、各種有毒物質、炎症、暑さ、脳細胞の劣化など、体にダメージを与えるようなあらゆる攻撃からしっかりと身を守れるようにする力がある。

Ｎｒｆ２の分子間相互作用は驚くほど複雑だ。何十億個もの分子が沸き立ち、跳ね回り、目には見えない無数の混乱が起こっている。しかし、簡単に言えば、ハダカデバネズミは酸化全般、特にフリーラジカルを感じ取り、抑え込む能力が特に優れているように思える。生物から酸化ストレスが完全に取り除かれなかった場合、蓄積して体に大きなダメージを与える。つまり、ケニヨンのＤａｆ－２変異遺伝子と同じように、Ｎｒｆ２はたった一種類のたんぱく質がもたらすプラスのドミノ効果で、この小さな生き物が他のほぼすべてのげっ歯類よりも５～６倍も長生きできるようにしているわけだ。進化がスイッチを切り替えて時計の針を止めた例がここにもあった。

動物のゲノムの研究が進むほど、不思議な事実が次々に見つかった。アラスカ州バローの先住民イヌピアットが毎年秋と春になると押し固められたような真っ平らな海岸に北極海から引き上げる巨大な生き物もその一例だ。バロー（現在はウトキアグヴィクと名を改めている）は、米国最北端の街で、北米大陸の最果ての地でもある。ここより先には雪と激しい強風が吹きつけるボーフォート海しかない。

１９７７年に若きジョン・クレイグ・ジョージが海軍北極研究所（ＮＡＲＬ）の研究助手兼野生生物学者としてこの地に赴任してきたときに、彼は上司にここで長く勤められる自信はないと話した。動物のフンをシャベルで拾ったり、極寒のツンドラの中でエルクやクマやセイウチの跡を追うのが嫌だったわけではないが、壮大で美しいアラスカは一体どこなのか。少なくともここではない。

バローは、アラスカの中でもハダカデバネズミのような存在だった。今もここでは、1950年代のB級映画から抜け出してきたような風に旗がはためくゴールドラッシュの開拓地を思わせる、第二次世界大戦時代の名残りのクォンセット・ハット（かまぼこ型兵舎）と殺風景なその末裔が点在する、建築家にとっては悪夢のような光景が広がっている。今にも倒れそうな金属と圧縮木材のプレハブの建物に混じって、ジオデシック・ドームがところどころにあり、建物はすべて固く凍りついた永久凍土に打ち込まれた支柱に据え付けられている。短い夏がやってくるおかげで、地元の人々が「世界の北端」と呼ぶこの場所はツンドラ地帯の仲間入りを免れている。この街では道路を舗装する必要もない。暖かくなることがないからだ。

それにもかかわらず、この土地にめぐり合ってから40年が経ち、ジョージはこの地を愛するようになり、今もここで暮らしている。問題の巨大生物、ホッキョククジラの体に潜む、この生き物の寿命についての驚くべき秘密を知ったこともその理由だ。

現在、捕鯨は世界中で禁止されているが、米国政府とアラスカ・エスキモー捕鯨委員会（AEWC）の特別な関係によってイヌピアットは1年のうち数週間だけホッキョククジラをとることが認められている。このような取り決めが行われた理由は、かつて米国中西部の大草原地帯や西部の先住民がバッファローに頼って生活していたように、クジラがこの地の先住民文化の中心として根づいていたからだ。どれだけたくさんクジラがとれても、肉は街の先住民に無償で配られ、レストランや店で販売することは認められていない。

ジョージはホッキョククジラの大ファンで、ホッキョククジラについてなら何でも知っている。地球上の巨大生物の中でも特に大型で、体長は18輪の大型トレーラーと同じくらい、体長は45トンから65トンもある。とてつもない大きさのために、2500年以上前からイヌピアットたちにあがめられてきた。大昔からずっと、イヌピアットのクジラ漁師たちは幅の広い燧石《ひうちいし》の刃がついた長い木のもりを使ってこの巨大生物を捕まえてきた。だが、ニューイングランドから白人のクジラ漁師たちが北上し始めた1890年頃から、このような木製のもりは廃れていった。イヌピアットは白人の漁師たちと一緒にクジラ漁をするようになり、テンプル・トグルと呼ばれる金属製のもりを船の甲板から大砲のような装置で撃ち出す新しいやり方を取り入れた。

1992年のある春の日、ジョージが同僚のビリー・アダムスと一緒に浜辺に行くと、ちょうど1頭のクジラが引き上げられるところだった。それは成長しきった大人のクジラで、見たところ50年か60年くらい生きてきたようだった。みんなはこれがかなり年を取った個体だと考えた。当時はクジラの寿命は75年程度で、どの種類でもあまり変わらないというのが通説だったからだ。

2人の生物学者たちがクジラを眺めていると、アダムスがクジラの背中に削られたような跡があることに気がついた。クジラをさばいて住民たちに配る準備が進められているところだったので、ジョージはクジラの背中のおかしな部分を調べても構わないかどうか尋ねた。この地域のあらゆる動物の記録をつけることも海軍北極研究所でのジョージの仕事の一つだった。

そこで、ジョージは18インチほど脂肪に切り込みを入れて、その奇妙な跡に手を突っ込んでみた。彼の手に触れたのはもりだった。それ自体は別に驚くようなことではない。巨大な動物の体にもりが残ることはときどき起こるからだ。だが、もりを引っ張り出してきたとき、ジョージの全身から血の気が引いた。彼の手に握られていたのは、骨か象牙の長いやり先にしっかりと取り付けられた大きな石の刃だった。刃は長さ5インチ、幅4インチの美しい三角形に削り出されていた。これは石器時代から伝わる技術で作られたものだが、白人のクジラ漁師たちがテンプル・トグルを携えてこの土地に来た120年前以降、このようなもりは作られなくなったはずだ。

クジラに関わる技術や歴史に詳しいジョージは、これが意味するところを理解した。120年以上前に極寒の大海原でクジラと変わらない大きさの、木とアザラシの毛皮でできた捕鯨船に乗ったイヌピアットの漁師が、このクジラにもりを突き刺したのだろう。120年前と言えば、ユリシーズ・S・グラントが米国大統領を務め、ジュール・ヴェルヌが『八十日間世界一周』を書いた頃だ。

科学者たちがホッキョククジラのゲノム解読にまで手を回せるようになったのは、2015年のことだった。そして、誰もが期待していた結果が明らかになった。ホッキョククジラは地球に生息する哺乳類の中でも群を抜いて長生きであることがわかったのだ。なんと２１５年生きることもめずらしくなかった。今この瞬間も、ナポレオンがロシア遠征でモスクワを目指していた頃からウトキアグヴィクの先のボーフォート海を泳ぎ続けているホッキョククジラがいるかもしれない。

他にも、クラムチャウダーに使われるアイスランドガイのように、４００年ほど生きる動物がいることがわかっている。ガラパゴス諸島の有名なガラパゴスゾウガメは、100年以上ものんびりと生きている。２０１６年には、グリーンランドで見つかった複数のサメが５００年にわたって冷たい北大西洋を泳いでいる可能性があることが確認された。だが、これらは魚や両生類や軟体動物の話だ。ホッキョククジラは巨大かつ複雑な哺乳類で、健康な人間の平均寿命の3倍近くの寿命を持つ。ここでも進化が別の時計を、私たちとは異なるβを用意している。しかし、なぜ？　どうやって？

何年もの時間をかけて、クレイグ・ジョージはいくつかの仮説を立てた。一つには、新たな研究によってホッキョククジラは25歳より前には交尾をしないことが明らかになった。哺乳類が交尾を始めるまでの時間と、寿命には直接的な相関がある。もう一つの要因としては、人間と同じように、ホッキョククジラも1回に1頭しか子供を産まず、妊娠期間は14カ月におよぶことが挙げられる。だかさらに人間と同じく、生まれた子供を育てるときもかなり手をかけて世話をする必要がある。だから長い時間の間に、進化はより寿命の長いホッキョククジラを選び続けてきたのだろう。長生きすれば種全体の子孫が生き残れる可能性が高くなり、繁殖を続けられる期間も長くなる。

さらに、以前から言われてきたカロリー制限の問題もある。ホッキョククジラは年間を通して低温の海域で過ごす世界で唯一のクジラだ。他の種類のクジラは出産のときには海水温の高い海域に移動するが、ホッキョククジラは死ぬまで厳寒の北極海から動かない。そうなるとエサが不足する。そのために、ホッキョククジラは何も食べなくても長く生きられるように進化したと思われるのだ。

そうすると、今度は繁殖速度が落ちることになる。研究では、ホッキョククジラは18カ月間プランクトンやエビを一切食べなくても、問題なく生きていけることが示されている（その理由の一つは、あらゆる哺乳類の中でもホッキョククジラは、ずば抜けて分厚い脂肪を持っていることにもある）。ホッキョククジラが生き残るには他の動物よりも長い寿命と繁殖周期が必要だったが、進化がそれに味方したというところだろうか。

一方で、ウサギやネズミはエサが豊富にあれば短期間で急激に増える種の代表格だ。このような動物は特に長生きする理由がない。子供を産んで、その後は子孫に場所を譲って死ぬ。ホッキョククジラの長寿の仕組みは、いくつもの意味で、線虫やショウジョウバエやマウスの老化を遅らせるＤａｆ－２遺伝子変異や、人間の体内のインスリン経路に影響を与える治療薬のメトホルミンと共通する。これらはどれも分子・細胞レベルで作用し、食べ物が極端に少ない環境にいるかのように体に思い込ませている。

その点に関してはジョージも異論はないが、彼は一つの事実を知っていた。ホッキョククジラは驚くほどタフで、死の間際まで体力も健康も衰えることがない。彼らのDNAの修復能力は驚異的だ。ホッキョククジラは生まれてから死ぬまでずっと、生命を維持して何百万マイルもの距離を泳ぎ続けるために、膨大な数の細胞を修復し続けているように思える。長年にわたってジョージは1000回以上の調査を繰り返してきたが、ただの一度もホッキョククジラにがんや認知症の形跡を認めたことはない。

何が起こっているにせよ、あらゆる証拠は進化が重要な遺伝経路をどうにかして変え、種の寿命を延ばしていることを示している。だが、そうするともっと大きな疑問が出てくる。進化がそんな方法を見つけられたのなら、科学にも可能なのではないだろうか。

20　輝く星たち

星の輝きは実に素晴らしい。その日も、夜空でダイヤモンドダストのように天の川が光り輝き、広大な宇宙の環の中で銀河系の腕に抱かれていると思えるような夜だった。

素敵な夜にもかかわらず、リッカルド・サバティーニのガールフレンドは機嫌が悪かった。恋人たちは世界で最も美しい場所の一つにいた。サンフランシスコを少し北に行ったところにある、太平洋を見渡せるトマレス湾だ。湯をはったバスタブにつかり、酒も目の前にある。しかし、サバティーニは何をしているのだろうか。携帯のチェックだ。

サバティーニはどうにも自分を抑えられなかった。彼がひどく神経をとがらせていたのは、ヒューマン・ロンジェビティ社の最初のコンピューター科学チームを立ち上げるとほぼ同時に、クレイグ・ベンターに「顔プロジェクト」の責任者に任命されたからだった。今、サバティーニのグループは、多角的な試みが丸ごとうまくいくか、下手なプロレスの試合のように失敗するかの瀬戸際に立たされていた。もうすぐ、クラウドからダウンロードされた星屑ほどの数の大量の数字が変換されて、プロジェクトで完成した最初の人間の顔が現れるはずだ。少なくとも、そうなればよいとサバティーニは思っていた。

スマートフォンをずっとぼんやり眺めているのはばかげていると自分でもわかっていた。恋人と一緒に星でも眺める方がずっといい。しかし、顔プロジェクトは重大事だった。これはものすごい挑戦なのだ。ベンターは、サバティーニとグーグル翻訳の最初のバージョンを開発したフランツ・オクス、それにシリコンバレーの優秀なコンピューター科学者集団がそろったチームを集めて、人間のＤＮＡからその人の顔を予測してみろという指示を出した。手がかりはＤＮＡだけ。写真もビデオもなし。遺伝子以外の情報は一切与えられない[14]。

ベンターが初めてこのアイデアを披露したとき、ヒューマン・ロンジェビティのソフトウェアの専門家たちはあまりにも無謀だと言った。そんなことができるわけがない。少なくともそれなりの時間は必要だ。おそらくは10年くらいかかるのではないか。ベンターは、ミサの侍者の少年が聖餐式用のぶどう酒を味見していた現場を見つけた神父のような、悲しみに暮れた目で彼らを見た。「当然、できるはずだ」と彼は言った。「もし私が自分でやったら、たぶん2週間くらいで終わるだろうな」。

もちろん、ベンターは本気でそう言ったわけではない。カーツワイルの拡張知能の力でも借りなければそんなことは無理だ。これはベンター流のチームの士気を上げるための作戦であり、チームもそのことをわかっていた。チームにはよく働いてよく遊び、興味を持ったことにのめりこむ、エネルギッシュなタイプのプログラマーがそろっていた。そもそも、そんな人間しかベンターは雇わなかった。だから、ベンターがやるべきことは、彼らに課題を与えること、彼らにはできないだろうと自分は思うが、その自分の考えが間違っていることが証明されるまで待つと彼らに伝えることだけだった。

そして2015年10月の現在、彼らは計算を重ね、機械学習アルゴリズムの微調整を数えきれないほど繰り返し、クラウドにデータを送り込んで悲鳴をあげさせ、人工知能がはじき出した数字をすさまじいスピードで処理し、初めてのモデルの登場を待っていた。膨大なデータの量は愕然とするほどだった。チームは何カ月もかかって、1人分だけでも300ギガバイトにもなるゲノム情報を数千人分解読し、さらに全員の年齢、体重、目や肌の色、病歴などの医学情報、生物学的情報、経歴などを記録した。次に、彼らは大量のコンピューターアルゴリズムを使って、数兆通りの可能性を組み合わせて不自然でない顔のモデルを作った。あるときには、このプロジェクトがアマゾンのクラウド・コンピューティング・システムにあまりにも負荷をかけすぎたため、クラウドがクラッシュしたこともあった。「我々がクラウドを壊したんだ」とベンターは私に言った。だが、本当に大事なのは実際にこのアイデアがうまくいくのかどうかだ。

だから、サバティーニは携帯電話から目を離せなかった。そして、ついに答えが送られてきた。北斗七星が明るく輝く空の下で、サバティーニはそれを目にした。成功だ。遺伝子分野のほとんどの研究者たちが絶対に不可能だと思っていたことを、彼らはやり遂げた。細部まで再現された顔は、遺伝子の持ち主の写真とほとんど変わらなかった。人間のデオキシリボ核酸の特定の配列を取り出すだけで、そのＤＮＡの持ち主の顔が再現できたのだ。

素晴らしいことだった。

もちろん、科学的に考えても、これは十分に予想される結果だ。結局のところ、顔は遺伝子の産物で、どこかのゲノムにその情報が書き込まれているのだ。それ以外にどう考えられるだろう。人間の顔を作り上げているのはゲノムだ。しかし、実現が極めて難しいとわかっていることと、それを実際にやり遂げることはまったく違う。サバティーニらのチームはそれをやり遂げた。この仕事には10年はかかるだろうという意見もあったが、チームが使った時間は8カ月間だった。彼らは二重らせんから実際の顔を正確に再現するために必要な珠玉のデータを正しく拾い出した。さらに、分子を数字に変換して、再現を成功させた。

人工知能（機械学習と呼ばれることもある）が、あらゆるヒトゲノムに隠された情報をどのように引き出せるかという実例を見せることこそ、ベンターの顔プロジェクトの真の狙いだった。遺伝子からその人の見た目を正確に予測できるなら、いずれはそれ以外のあらゆる情報も読み出せるようになるはずだ。「自分」を構成するあらゆる分子から、どのように死ぬ可能性があるかもわかるようになるかもしれない。

21　ここにドラゴンあり

ヒューマン・ロンジェビティ社の顔プロジェクトが進行している間にも、同社の事業計画は着々と練られていた。目指すのは、ただ遺伝子情報を集めることではない。今の時代に、それくらいは誰でもできる。ヒューマン・ロンジェビティ社（ＨＬＩ）は正確な遺伝子情報を集めて、データを掘り下げ、偉大な進化の力がどのように人類と「あなた」という個人を作り上げたのかを明らかにする。

顔プロジェクトは、ＨＬＩでベンターが熱を入れているたくさんの企画の一つにすぎない。他には、ジェネンテック、Ｊ・クレイグ・ベンター研究所（ＪＣＶＩ）、ロンドン大学キングス・カレッジとの一連の共同研究もある。キングス・カレッジとの共同研究のおかげで、ＨＬＩは２０００組の双子のゲノムと微生物叢《びせいぶつそう》の情報を手に入れることができた。英国から南アフリカまで、各地のがん研究所や保険会社とも取引するようになった。２年も経たないうちに、同社はサンディエゴとシリコンバレーで２００人の従業員が働く企業に成長した。ベンターは、様々な分野からトップレベルの人材を集めてきた。最高医務責任者には米国疾病管理予防センターで最高戦略・イノベーション責任者を務めていたブラッド・パーキンス、ゲノム塩基配列決定の担当はビル・ビッグス。社長にはケン・ブルームが就任した。

ビッグスはゲノムの解読が始まった20年前から、そのための研究所の設立に携わってきた。彼はビッグスという名前の通りに大柄で、白髪交じりの金髪が広い額を覆い、ゆったりしたズボンとアロハシャツを好んで着ている。ブルームは当初は免疫療法部門の責任者としてＨＬＩに入社したが、２０１６年の初めに社長の座についた。学者の世界で長く過ごした後で医療関連企業を立ち上げ(のちにこの会社はＧＥヘルスケアによって買収された)、自ら最高医務責任者を数年間務めた経験のある彼は、人当たりがよく、歯切れのよい話し方をする。

ビッグスの仕事は特に重要だった。ベンターがすぐにイルミナ社のＨｉＳｅｑ Ｘ Ｔｅｎシーケンシング・システム（ヒトゲノムプロジェクト時代のハンカピラーのＤＮＡシーケンサーの後継にあたる）を２台購入し、さらに３台を購入する話を進めていたからだ。とりあえずは１カ月あたり２０００人分のヒトゲノムの解読を目指し、初年度の終わりまでに４万人分まで増やすというのがベンターの目標だった。２０１６年までにビッグスは26台のイルミナ製のシーケンサーを設置し、

ＨＬＩでは１週間あたり７００人分以上の遺伝子のノックアウト操作が行われていた。データ量に換算すると、生データだけで60テラバイト、解析後の情報は２４０テラバイトになる。年間で扱うデータ量は、長編映画３１２万本に相当する。

ベンターがあまりにもシーケンサーの数を増やしたため、ビッグスは装置をオビワン、レイア、Ｒ２－Ｄ２といった名前で呼ぶようになった。やがてスタッフは、番号よりもあだ名で装置を探す方が手っ取り早いことに気がついた。１週間にこれほど大量のゲノムを生成できるようになったことを、ブラッド・パーキンスは喜んだ。

ブルームも同意した。人間が持つ二重らせんから本当に信頼できる情報を期待できるようになるには、ＨＬＩはたっぷり１００万人分の統合ゲノムを解析する必要がある、というのが彼の考えだった。その意見はあらゆる意味でベンターが考えるＨＬＩの目標と一致していたが、キャリコやＳＥＮＳ研究財団とは違っていた。ベンターが目指していたのは、不死や規格外の長生きを実現することではなかった。カーツワイルやデ・グレイが口にしていた考えとも、もちろん違う。ベンターが見つめる先にあるのは、「健康寿命を延ばす」ことだった（これを「有病状態の圧縮」と呼びたがる老年学者たちもいる）。つまり、進化がホモ・サピエンスに用意した最大年数の寿命を手に入れ、さらにその時間がこれまで多くの命が直面してきたような、痛みに満ちた長いお別れにならないようにすることが彼の目指す方向性だ。

ベンターはとんでもない長生きに反対しているわけではない。もしアーサー・レビンソンとキャリコの研究者たちが人間が健康を保ちながら寿命が数百年延びる薬を作り出すことに成功したとしたら、彼は喜んで真っ先にその薬を飲むだろう。一方で、誰もがその薬を飲むようになれば、重大な結果を招く恐れもある。ベンターは人間の寿命が延びて地球上が人であふれることがないように、男性には去勢を義務づけることが必要になるかもしれないと冗談のように言うが、彼の発言は半ば本気だ。

いずれにせよ、やるべきことはたくさんある。HLIではさらに取り引きが増え、新たな装置も導入された。高性能画像装置、より深いレベルのディープラーニングが可能な機械学習技術、より優れた処理能力のコンピューター、微生物叢、がん細胞、腫瘍の塩基配列決定。ヒトゲノムが隠し続けている手に負えない謎を表に出すために、ベンターは手に入るものは何でも用意し、出来ることは何でもやった。そうして得られたあらゆるデータを利用して、命にかかわるあらゆる病気に襲われる前に先手を打って取り組むことにしたのだ。

ベンターはこの会社を、人間が出会った中で最も複雑な翻訳の問題の解決に直面しているデータベース企業と位置づけることにした。ものすごくややこしい外国語の解読に挑戦するようなものだ。もし謎が解ければ、医療のあり方は大きく変わる。医師たちは症状を治療することをやめ、患者の遺伝子情報に合わせて病気を阻止するようになるだろう。誰もが永遠に生きられるわけではないにしても、症状が現れる前に病気を治療すれば、健康状態の大幅な改善につながり、ひいては大幅な長生きが期待できる。

その効果はどれほどだろう。がんも、ステージⅠならほぼ治すことができるし、ステージⅡでも完治が見込めることが多い。最も簡単ながんの治療法は、早期発見ではないだろうか。放射線治療や化学療法や外科手術よりも痛みが少なく、はるかに手軽だ。あるいは、20代のうちから自分が遺伝的に心臓病にかかりやすいことがわかっていたとしたらどうだろう。おそらく、生活習慣に気をつけたり、予防薬を飲んだりするのではないだろうか。ゲノムに関するあらゆる新たな知見を活かして、ゲノム編集システムＣＲＩＳＰＲで遺伝子配列の一部を組み換え、問題が表面化する前に完全に取り除けるようになる可能性も極めて高い。このような技術があれば、科学の力でジョン・ベンター、フレデリック・カーツワイル、ソル・レビンソンといった愛すべき家族の命を救うことができたかもしれない。

もちろん、言うは易く、行うは難しだ。意気揚々とヒトゲノム計画が始まった当初、科学者たちは大きな前進に興奮するあまり、ゲノムの塩基配列を読み取ることと、その中身を理解することは別物だということを忘れていた。現時点で、意味が理解されているはしご状のらせん構造は全体の２パーセントだ。人間を作り上げている３万３０００個の特異遺伝子のうち、３万２３４０個は何のために存在しているのかわかっていない。情報があっても、これではまるで（わかっている範囲では宇宙で最大の）M87銀河よりも巨大な情報のブラックホールだ。大航海時代に、大まかな大陸の海岸線を引いて地図を作ったものの、その内部の空白の広さに耐えかねた地図製作者が空白を埋めるためだけに「ここにドラゴンあり」と書き込んだ古い地図のようだ。

だが、ヒューマン・ロンジェビティ社がゲノムマップの空白を埋め、空いた部分がなくなれば、すべての情報は希望者がライセンスを購入して利用できるようになる。HLIが独自の新薬や治療法を開発することを決めた場合も同様だ。協力関係はいつでも結ぶことができる。だが何よりもまずは、数十万人分のヒトゲノムを集め、それらが意味することを解読するためにデータの山を探し回るところからだ。

素晴らしい成果

そのような素晴らしい成果を現実のものにするために、HLIに必要なのは2種類の情報だった。個人の高解像度のゲノム解読情報と、患者の個人情報や病歴の詳細な分析だ。これはまとめて表現型データと呼ばれる。

表現型データは、患者のゲノム情報と、実際の健康状態や背景情報を同期させる。年齢は20歳か60歳か。オリンピック選手か、心臓や関節の病気を持っているか。背はどのくらいの高さか。何を食べてきたか。肥満か、やせ型か。出身はどこか。両親や兄弟の健康状態はどうか。何らかの病気にかかったか。両親の病歴はどうか。ゲノム情報と表現型情報を組み合わせて「統合ゲノム」と呼ばれるものを作成すると、同じ人間の情報がコインの裏と表のように見えてきて、人生で起こったことと詳細なＤＮＡ情報を一致させることができるようになる。

ＨＬＩの大規模な統合ゲノム計画は、サバティーニの顔プロジェクトをすっかり繰り返すようなものだが、規模はもっと大きい。顔プロジェクトは絶え間なく機械学習を重ね、ものすごく大変な時期が８カ月も続いた。その大変さは、クラウドが壊れるほどだった。そして今、ベンターは数十万人分のヒトゲノムを使って、頭のてっぺんからつま先までに同じことをしようとしている。

ベンターは以前からこのアイデアを温めていた。私たちがＨＬＩのオフィスで話していたあるとき、彼は私に独特の表現で、会社を作ると「思考が停止する」わけでもあるまいにと言った。18年前に、彼は科学ジャーナリストのジェームズ・シュリーブにこう話していた。「我々はあらゆるものの最先端に向かっている。我々は、データ処理量が桁違いの世界最速のコンピューターを作らなければならない。我々が考えていることは次元が違う。ヒトゲノムを解読するだけでやめてしまうようなら、道半ばで立ち止まることになる」。

ベンターの考えでは、健康、老化、病気、それにゲノムは、すべて同じテーマが形を変えたものにすぎない。一つが明らかになれば、他のものも明かされる。世界のコンピューターソフトウェアがそこにたどりつくには15年かかった。ニーズがあり、意志を持つ者たちもいたが、技術と資金というリソースが欠けていた。その二つがそろった今こそ、成功に向けて動くときだ。また、彼はゲノムがカギを握ると考えていた。ゲノムは人間についてのあらゆる情報を探り出せる源泉だ。

そして、ＨＬＩにずらりと並んだ装置は、何兆ビットものデータを次々に吐き出し始めた。長きにわたって進化が大きな古びた懐に隠し続けてきた情報だ。ついに、固く封印されてきた秘密が明らかになろうとしていた。

22　広告は誰もが目にする

広告は誰もが目にする。プラビックス、レクサプロ、ヒュミラといった、あらゆる病気、関節リウマチ、勃起不全、高血圧、クローン病、肝炎、うつ病に効きそうな名前の医薬品の広告には、あふれんばかりの笑顔で幸せそうにしている人々の周りを犬が跳ね回ったり、子供たちを抱きしめたり、夕暮れを眺めながら夫や妻に寄り添ったりするような、健康な生活を謳歌し、幸福の絶頂を表現する場面が使われることが多い。

だが、使われている写真がどれほど素敵でも、どれほど優れた治療効果があっても、薬には何らかの副作用があり、脳や体がダメージを受ける可能性があることが、見逃しようがないほどはっきりと目につく場所に記載されている。そのような副作用には重度の肝機能障害、希死念慮、高血圧、失明、がん、自己免疫疾患、脱力感、失禁などがあり、死に至ることもある。効果よりも副作用のリストの方が長くなりそうなほどだ。このような使用上の注意の記載は、治療薬が様々な形で患者に死をもたらす可能性があることをなぜ告げるのだろうか。答えは簡単だ。医薬品の多くは、遺伝子の違いを無視した、いちかばちかの危険な賭けをしているようなものだからだ。

２０１６年のある夏の日、ＨＬＩ社長のケン・ブルームは当時のジョー・バイデン副大統領と大手製薬会社の複数の幹部たちを含むメンバーが集まった小規模な集会でこのあまりにも明白な事実について言及した。バイデンはすぐに、薬に法外な価格をつけて患者や保険会社から暴利をむさぼっていることについて、その場に居合わせた面々を咎め始めた。

今でも、このような価格設定に関して、製薬業界のやり口は降りたての雪のような潔白からはほど遠い。それでもやはり、そこにいた人々ははっきりと言わなければならないと思ったようだ。メルクのトップの一人はバイデンの方を見てこのような趣旨の発言をした。「とんでもない。こちらとしても薬の値段はぜひ下げたい。わが社の研究所はおよそ人間が思いつく限りの化合物ならほとんど何でも合成できる。だが、問題はそこじゃない。問題は、我々が化学を理解していないことだ」。メルクが米国政府にがんやアルツハイマー病や何かの病気を本当に治せる可能性がある分子はこれだと言い切れるなら、同社は喜んで安くて完璧な薬を大量に生産する。だが、正解は誰も知らない。

誰も完璧な答えなど持ち合わせていない。人間の体の仕組みを本当に理解している者はいないからだ。ヒトゲノムの仕組みを誰も知らないと言い換えてもいい。現時点で望めることは、何年もの時間と数百万ドルの金をかけて、ＦＤＡの治験に結びつく見込みのありそうな研究を進め、無事に合格ラインの薬ができるか、すべてが無駄に終わるかを見定めるしかない。

製薬会社は、研究者たちが52枚のトランプカードの中からロイヤルフラッシュやフルハウスを引き当てることを期待して、大がかりなポーカーに挑んでいるようなものだ。勝てる可能性はあるが、うまくいかないこともある。ほとんどの製薬会社は、効果のある薬を開発するためにできるだけのことをしている。成功することもあるし、失敗することもある。どちらにしても、かなりの金が動く。さらに、正直に言うと、誰にでもしっかり効果を発揮する薬は世の中に存在しない。

そこが難しいところで、だからＦＤＡはこのような使用上の注意の記載を義務づけている。もし誰かが知らずに、その人にとって治療効果よりも副作用の方が大きい薬を運悪く飲んでしまったとしたら、生物学的にも法律的にも大問題になるだろう。そんなことになれば、誰も得をしない。だから、ヒトゲノムが語ろうとする情報がもっと薬に取り入れられるようにならない限り、薬にかかるコストは下がらず、長い副作用のリストはなくならないだろう。

ブルームは、ヒトゲノムから得られる知見が人間の命を奪うことも、救うこともあるというもう一つの例を教えてくれた。２００９年に世界的に流行した新型インフルエンザ（Ｈ１Ｎ１型）だ。新型インフルエンザは世界中で20万３０００人の命を奪い、近年では最悪の大流行となった。最初の集団発生が確認されたのは、メキシコのベラクルスだった。流行のゲノムデータを分析していた

HLIのデータ科学研究主任アマリオ・テレンティは、子供の4万人に1人がこの病気で亡くなっていることに気づいた。それほど多い数ではないが（病気で命を落とした本人にとってはそうは思えないだろうが）、統計を見るとこのウイルスと「ゲノム」の間には関連があり、遺伝子の何らかの差によって新型インフルエンザウイルスに弱い子供がいるように思われた。

テレンティが亡くなった子供たちの記録を調べると、およそ60パーセントが喘息や囊胞性線維症などの肺疾患を以前から抱えていたことがわかった。これらの病気のせいで新型インフルエンザが彼らにとって命とりになったことは容易に見当がつく。だが、それ以外の40パーセントはどうだったのだろう。新型インフルエンザにかかる前は、これらの子供たちに健康上の問題はまったく見当たらなかった。それなのに、彼らはウイルスに命を奪われたのだ。

実はその原因は、遺伝子にあった。彼らはH1N1ウイルスを撃退できる特定のDNAを持っていなかったのだ。だが、そんなことが誰にわかっただろう。普通なら、このウイルスで大勢の人々が死ぬことはない。そもそも感染するはずがないからだ。亡くなった子供たちもこのインフルエンザウイルス株に出会わなければ、問題なく生きていられたはずだ。

HLIは、一人一人のゲノムに隠された秘密を知ることが、医療費を下げ、健康を改善し、命に関わる病気にかからないようにするための最善の方法ではないかと考えていた。だがここでも、大量のゲノム情報と表現型情報を組み合わせることが必要になる。

ＨＬＩの設立から3年近くが経過した２０１６年末に、ベンターはさらにハードルを上げて、同社の目標を統合ヒトゲノム１００万人分として正式に掲げた。なぜ１００万人分なのだろう。ブルームが製薬会社や大手保険会社や政府機関からの出席者たちが集まる会議に参加するときに、会社の方針を説明するために彼が好んで用いるたとえがある。

あなたが米国から日本に旅行する計画を立てているとしよう。あなたは基本的な日本語を少しは知っており、使えそうな表現を集めた本も持っている。空港からホテルに移動し、割烹ですしを食べるくらいなら、それで十分に通用するだろう。しかし、誰かにどこから来たのかや仕事について質問されたり、日本の政治についての意見を求められたりしたら、言葉に詰まるはずだ。

もっと困った事態も考えられる。仏教の禅やサルトルの実存主義、あるいはちょっとした生物学の話になれば、どうしたらいいのか。これらの話題にはかなり専門的な言葉が必要だし、難しい文法や構文の使い分けも求められる。つまり、不慣れな言葉を使おうとすると、大変な目にあう。

ゲノムにも同じことが言える。よほどの幸運に恵まれない限り、膨大な量のゲノムを、統合された表現型情報と同期させる作業抜きで、不思議につながったヌクレオチドが伝えようとしている情報を理解することは不可能だ。さっきのたとえに戻るなら、日本語の語彙を増やして、使いこなせるようになるしかない。だから、データが重要なのだ。設立から最初の3年間で、ＨＬＩは語彙を大幅に増やす作業を大きく前進させた。ゼロだった統合ゲノムは4万人分に増えた。当時、ＨＬＩ

以外で同様のデータを一番たくさん集めていた研究所より約3万7000人分も多い。ここにたどり着くまでには、ゲノムのタマネギの層を苦労して何枚もむかなければならなかった。例えば、遺伝子の50パーセントは母親から受け継がれ、残りの50パーセントは父親から受け継がれるというのは、誰でも知っている常識だが、実はこれは誤りだ。HLIの初期の研究では、ほとんどの人のDNAには少なくとも5万組のまったく新しい未知の塩基対が入り込んでいることが示された。そのうち約8500組は、これまでに解読されたヒトゲノムで検出されたことがない配列だった。

ブルームはこれを「運命の輪」と呼んだ。新たな遺伝子は、完全に新しいランダムな変異だったからだ。DNA全体からみれば、これらの変異遺伝子が占める割合はごくわずかだが、このような変化によってまったく新しいたんぱく質が作られる可能性がある。もしかすると、それらのせいで遺伝子がめちゃくちゃにされるかもしれないし、それらのおかげで知能や体力が向上するかもしれない。どうなるかは知りようがない。それが進化という運命のめぐり合わせだ。そして、種の進化に時間がかかる理由、空から降ってくる雪の結晶が一つ一つ違うように、私たち一人一人が違っている理由はそこにある。

HLIは、もう一つ驚くべき事実を発見した。同社はベンター研究所で100歳以上の長寿者数千人の遺伝子の分析を進めていた。数十年の間、老年学者から偽医者まで、あらゆる医者や研究者たちは並外れた寿命を持つ長寿者を調べれば、長生きについての情報が得られるのではないかと考えていた。

いつだったか、110歳になっても若者のようにはつらつと元気な「パールばあさん」が地元紙の記事に取り上げられたことがあった。長生きの秘訣を聞かれたばあさんは、しわくちゃの顔でにやりと笑い、こう答えた。「タバコ、チョコレート、毎日一杯のウイスキー。セックスもできるだけたくさんやったほうがいいな」。ユーモアを交えたうまい説明だ。科学者たちも、全世界で31万6000人が100歳を超えても生きている理由を知りたがっている。

2011年、作家のダン・ビュイトナーは著書『The Blue Zones: 9 Lessons for Living Longer』（邦題「ブルーゾーン 世界の100歳人に学ぶ健康と長寿のルール」、ディスカヴァー・トゥエンティワン）の改訂版を執筆中に、驚くべき話を聞いた。「ブルーゾーン」とはビュイトナーが調査した、特に長生きの人が多い地域の総称で、トルコにほど近いエーゲ海に浮かぶギリシャのイカリア島もその一つだ。

ギリシャの伝説によれば、この島の近くの海に、太陽に近づきすぎたイカロスが落ちたと言われており、それが島の名前の由来になっている。イカロスの父親のダイダロスは当時としては非常に優れた発明家で科学者だった。そこでダイダロスはクレタ島のミノス王に呼び出され、牛の頭と人間の体を持つ怪物ミノタウロスを閉じ込める迷宮を作るように頼まれた。ダイダロスが命令通りに迷宮を作り上げると、ミノス王は秘密を守るためにダイダロスとイカロスを捕らえて迷宮の中に閉じ込めた。しかし、優秀な発明家だったダイダロスは、鳥の羽根とろうで大きな翼を作れば、親子ともども迷宮から逃げ出すことができて命が助かると考えた。

飛び立つ前に、ダイダロスは息子に太陽に近づきすぎないように言って聞かせた。近づきすぎれば太陽の熱でろうが溶け、翼が折れてしまう。しかし、飛んでいるうちにイカロスは空を飛ぶ楽しさに心を奪われ、調子に乗り始めた。彼は父の言いつけに背き、空高く舞い上がった。しかし、あまりにも高く飛び過ぎたために、翼は溶けて、イカロスはなすすべもなくエーゲ海に落下した。そんな伝説だ。

最近では、イカリア島は別のことでも有名になった。ビュイトナーの調査によれば、イカリア島の住民は非常に長命で、80歳や90歳、１００歳まで健康で元気に過ごし、大幅に有病状態を圧縮した上で死を迎える。私はその島に行き、自分の目で確かめた。島の墓地には花や故人の写真が飾られた小区画が並んでいた。注目すべきは、死者たちが生きた時間の長さだ。ΒΑΕΙΛΙΚΗ ΛΕΡΙΑΔΗ　１９２０～２０１４、ΕΥΑΓΓΕΛΙΑ ΚΑΡΝΑΒΑ　２０１５年４月21日に99歳で死去、ΕΛΕΝΗ ΚΟΥΡΑΚΗ　１９１０～２００８、といった具合だ。

ビュイトナーは他にも興味深い人物に出会った。黒髪のボーリングボールのような男性で、名をスタマティス・モライティスという。スタマティスは第二次世界大戦後にイカリア島から米国に移住した。ニューヨーク州ポート・ジェファーソンで結婚してペンキ屋を営み、３人の子供に恵まれた。順調そのものの人生に思われたが、60代の初めに進行性肺がんと診断され、余命は6カ月から9カ月だと告げられた。

医師はスタマティスに積極的ながん治療を勧めたが、彼はイカリア島に戻って平和で穏やかな丘に囲まれながら最期の日々を過ごすことを選んだ。彼は島で元気に暮らしていた両親と一緒に過ごしたいと考え、島の北側に建つ白壁の小さなコテージを終の棲家に決めた。

しかし、ベッドに横たわって死を待つ日々を送り始めてから数週間が経っても、何も起こらなかった。実際のところ、モライティスは体調がよくなってきたような気がし始めていた。彼は地元産のワインをちびちび飲み、友人たちとも時間を過ごすようになった。まもなく、彼は庭に数種類の野菜を植え始めた。それでも彼は死ななかった。それどころか、体力がつき、ブドウ畑を作り、年間４００ガロンのワインを作るようになった。彼は子供たちが訪ねてくることができるように家を増築し、それから35年間、がんに悩まされることなく生活した。薬も使わなかったし、何の治療も行わなかった。イカリア島の太陽の光と、きれいな空気と、素晴らしい環境。それだけだ。[15]

メディアはこの手の話が好きだが、ビュイトナーの『ブルーゾーン』の読者たちもそうだった。明らかに、この場所は骨や体を強くし、病気を撃退する一種の万能薬のような効果をもたらしている。少なくとも、トップ記事級のニュースだ。

だが、長生きできる万能薬が存在するという結論をビュイトナーは出さなかった。モライティスの体験は、ブルーゾーンでの人生の良さを解き明かす細い手がかりの糸だが、そこに魔法の薬は存在しない。イカリア島で長生きする住民が多い主な理由は（特に1900年代前半生まれは長生きの人が多い）、そこでの生活が関係しているに違いない。坂だらけの島内を何マイルも徒歩で移動し、農薬や化学肥料を使わずに庭で育てた新鮮な野菜を食べ、健康にいいハーブティーを飲み、大したストレスもなく海辺で暮らし、家族や仲のいい友達と充実した時間をたっぷり過ごす。時間に追われる生活はここでは無縁だ。たまに地元産のワインのグラスを傾けるくらいなら、体に害はないだろう。

このような生活をしていれば、たいていの人は非常に健康になるというのが本当のところだ。そのような生活を送れないなら、比較的ストレスの少ないブルーゾーンに移り住むしかないが、心配事が少なく、地元産の新鮮な食材ばかりを食べるギリシャの小さな島々に大勢の人々が暮らすことはできないため、実際には難しいだろう。ビュイトナーはイカリア島の人々が積極的に長生きを目指しているわけではないことをよく知っている。彼らの長生きは、普通の生活を送るうちに自然に生じる副作用なのだ。しかし、このような活力をわけてもらう方法はないのだろうか。当然のごとく、ビュイトナーの本が出版されると、世界各地から長生きのおすそ分けを求めてティアズ・インのようなイカリア島の宿にやってくる人が増えた。

ビュイトナーは、取材のための滞在中にティアズ・インを経営するティア・ペリコスと知り合った。のちに、私も彼女に会った。『ブルーゾーン』の本に登場したことで、彼女は一種の有名人になっていた。ティアは自分の小さな宿にやってくる人々が大好きだった。しかし、彼らはそれほど長生きにこだわらなければならないのだろうか。ナスという人口90人の小さな村にある彼女の宿にやってくる旅行者たちは島の食べ物を食べ、すがすがしいエーゲ海の空気を吸ってしばらく過ごしてから、自分が神のような健康を手に入れたと思いながら、米国なり、スウェーデンなり、ドイツなり、英国なりの帰途につく。もちろん、そううまくはいかない。イカリア島で過ごしているうちは健康的な生活が送れるが、この地を離れればすべてのご利益は消え失せる。幻のシャングリラのごとく。

手軽に長生きをしたいという気持ちは理解できる。パールやスタマティスのような人々は、生と死の境界線の手前で踏みとどまれるような、特別な恵みを与えられていると考えてはどうだろう。だからこそ、ベンターとヒューマン・ロンジェビティ社（ＨＬＩ）は、一部の人々が他の人たちにはない特別な遺伝子を持っているのではないかと考えたのだ。ミクロレベルで若返りの泉の効果を発揮するたんぱく質の組み合わせのようなものがあるのではないかと。もしそれが本当に見つかって、そのような遺伝子を持たない人々にも組み込む方法がわかれば、誰もが元気に長生きできるようになるのではないか。

しかし、ＨＬＩが増え続ける大量のゲノム情報を探ってみても、そのような若返りの泉は見つからなかった。少なくとも今までには見つかっていないし、見つかりそうな気配もない。第一段階では3万人から4万人分のゲノムが解析され、100歳まで生きる人が長寿を遺伝させるスーパー遺伝子を持っているわけではないことが示された。ただ、そのような人々に問題のある遺伝子は少なかった。のちに、キャリコの研究員グラハム・ルビーらのチームがアンセストリー・ドットコムの数百万人分の記録をまとめて解析し、ほぼ同じ結論にたどり着いた。100歳以上の長寿者が特別に恵まれた遺伝子を持っているということはなさそうだ。彼らは遺伝子のカードをすべて正しい組み合わせで引き当て、フルハウスの手を出したようなものだ。もし偶然にブルーゾーンのような生活を送れているなら、なおよい。さらに長生きできる可能性が高まる。だが、どれほど健康によい生活を送ったとしても、何回腸を洗浄したとしても、どれだけたくさんのケールを食べたとしても、最終的に遺伝子の劣化から逃れることはできない。人間が100歳まで生きられるようになるために必要なのは、ブルーゾーンの生活でもなければ、パールばあさんのウイスキーとタバコでもない。質の悪い遺伝子がないことだ。

HLIに大量のゲノム情報が集められ、機械学習アルゴリズムによる処理も終わったということは、HLIは人間の若さを奪うものの正体をすぐそばで目にすることができるようになったわけだ。時間経過に伴う平均的なゲノムの変化に基づく遺伝子の劣化は非常に一般的であり、ベンターのチームは実際に2年ほどの間にどれほど人が老化するのかを目の当たりにした。そのために、人間の体にはダメージが蓄積されていくのだ。さらに、HLIは遺伝子が通常よりも速くボロボロになる人々がいることも発見した。彼らはひどいカードを引いたのかもしれないし、それ以外の方法（ストレスやアルコールや肥満）で自ら体を痛めつけたのかもしれない。しかし、いずれにせよ、老化に個人差があるというのは貴重な情報だ。

一般的に、科学者たちは健康な遺伝子すなわち健康な体であり、その逆もまた然りと長い間考えてきた。ＨＬＩの発見とこれまでの違いは、今や特定の遺伝子（または遺伝子の組み合わせ）がゲノム単位で解明されるようになったことだ。弱点となる遺伝子が隠れている場所や、遺伝子全体がなぜ、どのように劣化するのかがだんだんはっきりしてきた。遺伝子の秘密がどんどん明らかになれば、次の段階ではダメージを遅らせたり、ボロボロになった遺伝子に直接働きかけて修復する薬を作ることになる。それが長期的な目標だ。

もちろん、これはまさにベンターが望んでいることであり、ＨＬＩが実現を目指していることでもある。そのために彼らは膨大な量のデータを集め、解析を進めている。今はまだ初期段階だが、このやり方は、人間の体がたどる破滅への道を解明する素晴らしい方法であることが証明されつつある。そして、２０１６年の時点で、ベンターはまだスタートを切ったばかりだ。

しかし、彼は一人ぼっちではない。老化をなくせる可能性を夢見る人たちが他にもいるし、他でもないシリコンバレーから新たなリソースも供給され始めている。それに、微力ながらハリウッドからの援軍も加わった。

23　揺れるやじろべえ

ウーム……フムムム。モロッコ料理の鶏肉のバスティラはものすごくおいしい。細切れの鶏肉にほどよくスパイスを効かせて、しょうが、クミン、シナモン、コリアンダーを混ぜた甘い層と塩味の層のパイ生地を重ねて包む。卵のような構造だ。何と素晴らしい。みんなが食べないのが不思議だ。

あまりに魅惑的な食べ物だからだろうか。あたりは静かだった。ロサンゼルスのせわしない高速道路も届いていないマンデルビル・キャニオンの住宅街ではいつものことだ。住むには悪くない環境だと言えるだろう。もちろん、ここでは誰も死に直面してはいなかった。少なくとも今すぐ死にかけている人はいない。それでも、集まった人々は死について考えていた。座り心地のいい長椅子に金髪をたらし、背筋を伸ばして堂々と座っていた、ゴールディ・ホーンもその一人だった。彼女はノーベル賞を受賞している微生物学者のエリザベス・ブラックバーンに「ミトコンドリア」について質問していた。

ホーンはミトコンドリアのはたらきを高めると言われる強力な抗酸化物質のグルタチオンについての話を聞いたことがあった。ミトコンドリアは体内のあらゆる細胞にエネルギーを供給する細胞小器官だ。グルタチオンは「神の分子」と呼ばれることもある（単独で老化を元に戻せる分子は存在しないため、科学者たちは腰が引けている）。経口サプリメントではそれほど高い効果はない。しかし、注射で過剰に使用すると、肝臓や腎臓に悪影響が出る恐れがある。ブラックバーンは、最善のアプローチは健康的でバラエティに富んだ食生活を送ることではないかと指摘した。

この夜の集まりは、２０１６年の初めに発足した全米医学アカデミーの健康長寿に向けた課題解決の第一回の会合だった。健康長寿を目的とするベンチャー企業を支援するための資金が集められ、科学、金、長寿への欲求が一体となって雪だるま式の成長を促す道が開いた。

この取り組みの目標は、老化研究の分野における画期的発見を支援するために２５００万ドルの出資を募ることだ。全貌はまだ完全には固まっていないが、ピーター・ディアマンディスのXプライズプロジェクトと共通する部分もある。事実、ディアマンディスは全米医学アカデミーの偉大なるトップ、ビクター・ザウの協力を得てこの夜の集まりを設定した人物に他の賞について相談したことがある。その人物とは、医学博士のヨン・ユンだ。

ヘッジファンドの創立者でもあったユンは、２０１４年にパロアルト長寿賞を創設した。ユンは人間の体はＤＮＡを使ってコード化された複雑な機械のようなものだと考え、今こそ人類が「コードをハッキングする」ときだと言う。とはいえ、生命はプログラムを簡単に書き換えられるソフトウェアではない。つまり、まずは最適でないシステムのバグを修正するところから始めればいい。もちろん、バグの修正が必要なコードを把握することが極めて重要だ。それが大賞の条件であり、応募した科学チームが手をつけるところになる。

ユンの家は代々韓国で農業を営んでいたが、彼は米国で育ち、ハーバード大学を卒業してデューク大学で医学の学位をとり、スタンフォード大学で臨床研修を受けた。シリコンバレーに来たユンは医学からヘッジファンドに鞍替えし、医療分野の投資に特化したパロアルト・インベスターズ社の社長兼業務執行パートナーに就任した。２０１７年に、同社の資産は10億ドルを突破した。

医学博士のユンは、死に振り回されることにうんざりして、ポケットマネーから１００万ドルを出し、パロアルト長寿賞を作った。２０１４年に二つの目標が掲げられた。第一は、許容できる範囲の何らかの介入により、野生動物の寿命を50パーセント延ばすこと。第二は、心臓の機能を基準として使用し、老化した哺乳類の「ホメオスタシス能力」を効率的に改善して再び若い頃のように活動できるようにすること。言い換えれば、時計の針を戻すことだ。第一の賞が決定してから、第二の賞が与えられる。賞金は2回分にわけられ、それぞれ50万ドルとなる。

ユンは「ホメオスタシス能力」の意味するところを見事に簡潔に説明した。やじろべえを思い浮かべてほしい。底が丸くなっていて、ぐらぐらしても落ちない。良好な状態のホメオスタシスは、揺らぎながら生命を支えている。健康な20歳なら、多少バランスが崩れて傾いても、やじろべえのように元に戻ることができる。若く健康であれば、疲れても、痛みを感じても、それほど時間をかけずに立ち直るのは、あらゆる生物学的機構がホメオスタシス能力を最高に発揮できるように遺伝子が最適な状態に保たれているからだ。若さと健康は同義だとも言える。

しかし、悲しいかな、やじろべえにもやがて老化が訪れ、ついには転げ落ちる。生活の中で出会う放射線、忌まわしい化学物質、炎症、体に害を及ぼす食品、ストレスなど、生物の細胞や幹細胞のデオキシリボ核酸を継続的に損なうあらゆる要素が、遺伝子を絶え間なく痛めつける。

賞の目的は、ホメオスタシス能力を高めるやり方を見つけることだ。

ユンがわかりやすくやじろべえに例えたにもかかわらず、パロアルト長寿賞の宿題を解けたものはまだいない。当初の予定では、第一の賞は賞の創設から2年後の２０１６年夏頃には受賞者が決定しているはずだった。だが、２０１９年の初めまでにいくつかの応募はあったが、受賞にはいたらず、第二の賞は「未定」となっている。

２５００万ドルの全米医学アカデミーの健康長寿に向けた課題解決もいまだに道半ばだ。しかし、ユンはこれらの取り組みが賞のためばかりだとは思っていない。彼は、このような取り組みによって老化の複雑さに注目が集まり、より多くの人々が世界を変えるために必要なリソースを生み出せるきっかけになればいいと考えている。医療システムの仕組みを考え直すときが来ている。全米医学アカデミーは手始めとしては悪くない。

健康長寿に向けた課題解決のような賞は、死をも恐れぬ挑戦を加速させる取り組みのごく一部に過ぎない。2017年に突然、あちこちのメディアで3〜4年前と同じように、規格外の長生きをめぐる議論が再燃した。ただし、今回はちょっとした違いがあった。舞台がシリコンバレーだという点だ。シリコンバレーでは、長生きのためのベンチャーキャピタルやスタートアップ企業が雨後の筍のように次々と出現していた。ビル・マリスの友人であるアンディ・コンラッドが設立したベリリー、ユニティ・バイオテクノロジー、ナビター、レイ・カーツワイルが取締役に名を連ねるユナイテッド・セラピューティクス、アルカヘスト、ゼロカーター、ステムセントルクス、ノートロボックス、バレットプルーフなどのハイテク企業がカリフォルニア州で新たに法人登記された。その中には、ベンターのヒューマン・ロンジェビティ社やオーブリー・デ・グレイのSENS研究財団も入っていた。

2017年4月発売のニューヨーカー誌の「永遠の生を追い求めるシリコンバレー」と題した記事でもこれらの多くの企業が紹介された。さらに、同じような記事が次々に掲載され、タイム、スミソニアン、あらゆる地域のタウン誌にまで、「シリコンバレーはいかにして長生き術を探すか」

や「人間の死は本当にハッキングできるのか」といった見出しが踊った。シリコンバレーと不老不死は、突如として切っても切り離せない関係になったようだった。

新興ベンチャー企業はどこも喜んで取材に応じ、自社の研究の進み具合について語った。記事では、ゲノム学、遺伝学、幹細胞、プロテオーム解析、ボドポット、DNA修復、最先端のサプリメント、ブタの胎盤など、まもなく死を撃退するであろう研究がどのように進展しているかが紹介された。中には老化細胞の研究や、「若い血液」を輸血するパラバイオーシスをはじめとする様々な情報もあった。だが、科学界の反応はおおむね冷めたものだった。まだ、世界を一変させるほどの大発見はなされていなかった。

これらのベンチャー企業に対する関心は高まっていたが、キャリコやHLIのような資金提供を受けられた会社は他にはなかった。それでも、オーブリー・デ・グレイのSENS研究財団やバック研究所のサポートを得たり、たまにアマゾンCEOのジェフ・ベゾスやペイパルのピーター・ティールのようなベンチャーへの投資に積極的な個人投資家から、支援を受けられることもあった。だが、こうして得られる資金は数百万ドル程度で、億単位には届かなかった。それでも、多くのベンチャー企業は喜んでメディアにせっせと情報を提供していた。ただ1社を除いて。キャリコはその流れに乗らなかった。

2013年の設立以来、キャリコはどこかへ消えてしまったかのようだった。もちろん、時折義務的なプレスリリースは発表されており、会社が存続していることは確かだった。しかし、研究はうまくいっているのだろうか。3年以上の年月が経った。バイオテクノロジーの未来を予見していたアップルの元会長、キャリコでも采配を振るうアーサー・レビンソンは、キャリコの設立を発表した日にも何も言わなかった。彼は何日たっても、何カ月たっても、何年たっても、口をつぐんだままだった。2013年の初めにグーグルの取締役会で行われた話し合いの中身は一切明かされなかったし、謎めいた資金の詳細も、パロアルトでのディナーや他の場所で交わされた会話の内容もわからなかった。ニューヨークタイムズ、ワシントン・ポスト、フォーチュン、フォーブス、ウォール・ストリート・ジャーナルをはじめとするあらゆる報道機関が、グーグルがこのような異例の事業に資金を出した理由に関する情報を求めて駆け回っていた。それでも、レビンソンは無口な仏僧のように沈黙を貫いていた。当然ながら、彼が沈黙を貫くことで、関心は一層高まった。

率直に言えば

率直に言えば、アーサー・レビンソンは、自分やキャリコがやっていることが他の人たちには関係ないと思っていた。彼はいらだたしかった。ジャーナリストばかりでなく、他の研究者たちにもレビンソンは頭を痛めていた。レイ・カーツワイルは、ラリー・ペイジやアルファベットとのつながりによって顧問という役職を得ていたが、カーツワイルにわかっていたことと言えば、アーサーが「ほとんど一切手の内を見せない」ことだけだった。

ベンターもレビンソンの秘密主義を不思議に思っていた。ベンターとカーツワイルとデ・グレイはそれぞれ別の機会に、もし科学界のすべての研究者が知見を共有すれば、その分野の全員にメリットがあると発言していた。そこにはキャリコも含まれる。

当然ながら、キャリコの現状や目指す方向性については様々な説が出回っている。メトホルミンを使ったＦＤＡの治験のための費用５０００万ドルの捻出に奔走するアルバート・アインシュタイン医科大学の老化研究所の所長ニール・バルジライは、キャリコが何をしているかはわからないが、それが何であれ、問題の解決には役立ちそうもないと思っている。

キャリコをよく知るという別の科学者は、キャリコは見栄えばかりで中身のないプロジェクトのようなもので、「イタリアにルネッサンスの礼拝堂を建てたメディチ家のように自分勝手だが、そこにシリコンバレーの自己陶酔まで少しばかり加わっている」と言った。そして、ニューヨーカーの記事が出てからわずか数週間後に、ニュース解説メディアのボックスに「グーグルの抗老化研究は超秘密主義。理由は誰も知らず」と題する記事が掲載された。記者のジュリア・ベルズは、シリコンバレー周辺で取材を重ね、真相に迫ろうとした。記事の内容は、自分たちがどれほど困惑し、失望しているかという意見を発信し続けている科学者たちから、レビンソンは他でもないスティーブ・ジョブズから秘密主義を学んだというわさまで、多岐にわたっていた。このような意見をレビンソンは不快に感じていたが、それでも彼は口をつぐんだままで、これらの意見に正式に応じることもなかった。

レビンソンの沈黙についてはもう一つの説がささやかれていた。競争の激しいバイオテクノロジーの世界で競争力を維持できるように、口を開かずにいる方が得策だとレビンソンは考えているのではないかというのだ。いかにもありそうな話だ。だが、レビンソンは私に、沈黙を守っていた最大の理由は、大げさな約束は絶対にしたくなかったからだと話した。大げさな約束をすれば、果てのない期待を生むことになる。彼はそれを嫌った。そんなことになれば、会社全体の信用まで揺らぎかねない。科学は強固で、思い上がりを打ち砕く。人間という生き物について、私たちはみじめなほどにわずかなことしか知らない。だから、大きな事の前ではひたすら沈黙を守り、気を引き締めておくのが最善だ。ひとたび戦いに突入すれば、見出しになりそうな情報を教えることは、大事な時間の無駄遣いにしかならない。

ベンターとレビンソンの違い

このようなやり方からわかったことは、クレイグ・ベンターとアーサー・レビンソンの根本的な違いだ。2人とも知識の力を強く信じているところは同じだが、知識を集めて行動に移すやり方は違っている。彼らの間にはカメとウサギくらいの違いがある。レビンソンは辛抱強いが、ベンターは積極果敢だ。レビンソンは狙いを絞ることと効率を重視する。少し下がって、状況を見渡し、どんな隙のなさそうな問題であっても糸口になりそうなほころびを探し、可能性があるとみればそこを徹底的に狙い、どこまでも深く追求する。

一方、ベンターの場合は「ショットガン法」と呼ばれる配列決定法でヒトゲノムの解読を大幅にスピードアップさせた実績があるが、これは決して偶然ではない。新しい試みに挑戦しよう。前に進もう。彼は人生で一度ならず無謀だという批判を受けているが、だからといって向こう見ずというわけではない。あちこちで自ら墓穴を掘ったことはあったかもしれないが、最近ではリスクのある行動とまったくの愚行の区別がつくようになった。新しいことに挑戦したがらない人々から見れば、冒険は危険に思えるのかもしれない。だが、課題に取り組むときにリスクと見返りを天秤にかけてみれば、思い切ってやってみる理由は見つかるのではないか。実際に、科学界全体の問題は、リスクに対して弱腰すぎることではないかとベンターは考えていた。リスクが世界を動かし、間違いが知識を生み出すのだ。だからこそ、彼はヒューマン・ロンジェビティ社（ＨＬＩ）で医学のあり方を根底から変えようとしていた。

その点についてレビンソンはベンターと立場をそれほど異にしない。後ろ向きになることもないし、リスク回避に走ることもない。しかし、レビンソンは問題をじっくり考えることが好きで、会社を二半球に分割するアイデアのように、賭ける先を流動的に分散させるやり方を好む。それに彼は究極の問題、老化を追っているところだ。医学界の古いやり方をぶち壊し、死をもたらすものを根元から断ち切る。それだけだ。

幸運にも、レビンソンはムーンショットのチャンスを手にした。ベンターの方はそんな金銭的余裕には恵まれなかった。しかし、それが本当に問題なのか。他にどうすればよかった。新しい試みへの挑戦をやめるのか。そんなつもりはない。ベンターの目標は、医学に対する新たなアプローチを作り上げることだ。手遅れになってこの世を追い出されるまで待つのではなく、死をも凌駕するような新しいやり方を。

24　医学に革命を起こす

２０００年にヒトゲノム計画が完了する前から、クレイグ・ベンターはホログラフィーで情報を保存したシリコンチップ（ときどきクレジットカードについているようなやつだ）を、平凡な外見の男性の写真と一緒に財布に入れて持ち歩いていた。ベンターはこのカードを見せては、この中に写真の男性の遺伝情報がすべて記録されていると誇らしげに話した。もしこの男性が喫煙者なら、60歳になるまでにがんを発症する確率は40パーセント近くになることがわかっている。遺伝情報からは、彼が遺伝的に何らかの心の病にかかりやすい傾向があるかどうかや、アスピリンを飲んだときに心臓病への効果が期待できる30パーセントに入っていることなどがわかる（これはいいニュースだ。なぜなら彼はＡＰＯＥ遺伝子を持っており、そのせいで脳卒中や心臓病にかかる可能性が高いからだ）。このような情報のおかげで、この男性はどのような食事が自分には合っているのか、生産性を最も発揮できる時間帯はいつかを把握できるし、気の合うパートナーを見つけるチャンスも高まるかもしれない。

しかし、ベンターはこのような情報はどこから手に入れたのだろうか。いかにクレイグ・ベンターといえども、1999年の時点でズボンの後ろポケットにこんな情報を入れておくことが可能だったのか。実は、彼が持ち歩いていたのは、授業で使うために用意した偽物のカードだった。しかし、当時からベンターはゲノムの解読が安価で行えるようになり、人間のあらゆる基本的要素が細部まで把握できるようになれば、みんながこんなカードを手にして、自分の生活をコントロールできるようになる日がやってくると断言していた。好きなように使える膨大なゲノムのデータベースがあれば、どんな人でも自分の未来の健康について何でも知ることができるようになる。

15年の時間がかかったが、2015年10月にベンターはようやく偽物のカードが提供できるふりをしてきたサービスを、ヒューマン・ロンジェビティ社(HLI)で提供する見通しをつけた。ついに、技術が理想に追いついたのだ。ベンターはすでにサービスの名前も用意していた。「ヘルス・ニュークリアス(健康の核)」という名前だ。2万5000ドルは目の玉が飛び出るような金額だが、利用料を支払ってHLIのサンディエゴ・オフィスに行けば、この上なく細かいところまで体を詳しく調べてもらえる。

経済界では、企業がCEOや最高幹部の候補者の健康診断を行うことが少なくない。しかし、へルス・ニュークリアスと比べれば、そのような通常の健康診断は小学校の保健室の先生が小さな子供たちに指示を出しながら進める健康チェックと変わらない。いくつかの検査はあまりに先進的なため、ＦＤＡの規則にのっとってＨＬＩはサービスを治験の一環に分類している。つまり、患者は必然的に大がかりな実験に参加させられることになる。この実験は、ＨＬＩが集められる最高品質の遺伝子型と表現型の情報を蓄積しながら、その過程でいくらかの収入も得られる仕組みだ。ヘルス・ニュークリアスに登録すると、ゲノムの検査を受けられるだけでなく、死が訪れる日をいっそう遅らせられるように体や脳、歩き方、骨密度、代謝物質や微生物叢にいたるまで徹底的に調べられる。

表面から見えない部分をチェックしたいと思わない人にとっては、ヘルス・ニュークリアスはぼったくり商法のように映るかもしれない。1パーセントの超富裕層をできるだけたくさん会員にして、あり余る金をむしり取る、新たなやり口なのではないかと。だが、このサービスはしごくまっとうな商売だ。さらに、新たな情報が判明したときは、参加している顧客にすぐに最新情報が伝えられることになっている。

加えて、ベンターはいくらかの利益を出す必要があった。２０１６年7月までに、ＨＬＩは3億ドル以上を稼ぎ出した。だが、ラリー・ペイジやアルファベットの取締役会に居並ぶ気前のいい人々の協力を得られず、従来の投資家からの投資で資本を集めたＨＬＩは、たとえ利益がなくても、売り上げが出ていれば、投資に対するいくらかの見返りを求められた。要するに、ベンターは収益を上げながら、同時に研究を進めなければならず、ときに生活にも大きな支障が出るほどだった。研究者であれば誰しもが、投資家の目を気にすることなく、基礎研究を進めて、人類生物学の崇高な謎に取り組んでみたいと願うのではないだろうか。だが、ミック・ジャガーはこんな風に歌っている。「欲しいものがいつも手に入るとは限らない」。

チャンスをじっと待つのはベンターの性に合わない。ヒトゲノム計画での争いの結果誕生したセレラ社や、最初の人工生命、顔プロジェクトのように、彼ははっきりと形が見えて、できれば注目を集めるような結果を望む。だから、医学に少しばかり手を加えるのではなく、大幅に改革することが重要だ。そして、改革の入り口となるのがＨＬＩのヘルス・ニュークリアスというわけだ。

ＨＬＩのヘルス・ニュークリアス・サービスを利用したいと思う人は誰でも、決まった手順を踏むことになる。「手順」と言っても、これはアルコーで行われている最終手順とはまったくの別物で、それどころか、アルコーの低温室に入るための要件をことごとく避けるためのものだ。実際にサービスを受ける前に、クライアントはオンラインで健康に関するあらゆる質問票に回答し、ヘルス・ニュークリアスの担当医にできる限りの健康情報、最新の血液検査、脳スキャンやＭＲＩ検査、手術歴や病歴などのあらゆる表現型情報を提出することを丁重に依頼される。

表面だけ見れば格段の問題はなさそうに思えるが、ときとしてこの質問票が患者に悪い考えを起こさせることもある。核磁気共鳴画像法（ＭＲＩ）の項目を例にとって説明しよう。「ＭＲＩとは臓器、軟組織、骨などのほとんどの体の内部の詳細な画像が撮影され（中略）脳の様々な部位の容量を定量化する補助的な情報でもあり（中略）老化に関連する特定の神経疾患のリスクを把握できる」。

このような説明を読んだときに、顧客の脳の理性的な部分はこんなことを考えるのではないか。うん、確かに理にかなっている。破裂のときを待っている脳動脈瘤や、危険なほどのペースで破壊が進んでいる神経細胞や、もろくなった骨や、体内に潜んで姿を現すときを待っているがんが隠れていることを知りたいと思うのは当然だ。このようなことがわかっていれば、あらかじめリスクを把握できるし、先手を打つことだってできる。

しかし同時に、目の奥にある脳の中心部で恐怖などの反応をつかさどる小さい偏桃体のような、脳のもう少し理性を欠いた部分も動き出す。それにしても、骨の密度についてそんなに詳しく知る必要が本当にあるのか。体脂肪の量や、もうすぐ自分の正気が少しずつ失われ始めるという事実がわかったところで何だというのだ。

こんな風にヘルス・ニュークリアスへの参加をためらう人々にベンターはがっかりした。彼の父親のように若くして死ぬのではなく、健康問題が手に負えない状態になる前に知っておきたいと思わないのか。ベンターは、フォーブス誌で彼とヘルス・ニュークリアスの記事を読んだ一人の女性の話を私に聞かせてくれた。彼女はツイッターで、あなたは神の意志を変えようとする悪魔だとベンターに言ってきた。「それなら死神をごまかして死から逃れようとすれば、神をだますことになるのか」とベンターは答えた。「神が前立腺がんであんたが死ぬことを望んでおられるなら、なにもしないで病気のまま生きて行くがいいさ」。

ヘルス・ニュークリアスの精密検査は、利用者がＨＬＩのサンディエゴ・オフィスに到着して警備員のバージルに迎えられるところから始まる。バージルは満面の笑顔で患者を未来的な雰囲気の特別室に案内する。サービスは一流だ。医療施設での永遠に終わらないような待ち時間に目にする冷蔵庫のように真っ白な壁も、患者を運ぶストレッチャーも、車輪付きの点滴スタンドも、ピーピー、ボコボコと音を立てる機械もない。雰囲気はスパのようで、明るく対応のよいスタッフがおしゃれで楽な服と、体にいいおやつを出し、注文すれば朝食と昼食も用意してくれる。さらに特別室の棚には選り抜きの図書もそろっていて、次の検査を待つ間に快適に読書を楽しむことができる。家で続きを読みたければ、本は持ち帰っても構わない。

検査にはたっぷり8時間はかかる。到着するとすぐに、採血が行われ、バイアル瓶20本分程度の血液が採取される。これらの血液は、被験者のゲノムに含まれる30億組の塩基対の配列を読み取るために必要だ。アンセストリー・ドットコムや23アンドミーのような企業もＤＮＡを解析するとうたらが、実際のところはわずかな断片を見ているに過ぎない。ネアンデルタール人のＤＮＡをどのくらい持っているか、自分の家系が世界のどの地域に由来するのかといった、ほとんどがすでに理解されている部分に限られる。最近になって、23アンドミーでは、心臓病やパーキンソン病やアルツハイマー病に関連する遺伝子を持っているかどうかも調べられるようになったと言うが、これはヒトゲノムに含まれる情報の海から数滴のしずくだけを集めるようなものだ。

一方のヘルス・ニュークリアスは、患者の全ＤＮＡの情報を読み取る。現時点では、これらの塩基配列のほとんどは意味がわからないかもしれないが、一から情報を集めていくだけでも、優秀なＡＩアルゴリズムがその秘密を明かしてくれることが期待できる。これは大きな生物医学フィードバックループの一環だ。

ヘルス・ニュークリアス・サービスでは、ゲノムに加えてメタボローム（代謝の総体）とマイクロバイオーム（微生物叢）という二つの「オーム」（正確にはロームとオーム）の情報も収集する。メタボロームのサンプルを採取すれば、細胞内やその間をさまよう無数の小分子を解析できるようになる。マイクロバイオームの塩基配列決定では、腸内でどんなことが起こっているかを調べるために検便を行う。

科学がゲノムについてまだ暗中模索の状態にあるとしたら、古代文明の不思議な象形文字のように、メタボロームとマイクロバイオームは謎を一層深めている。まぎれもなく本物だが、理解できるあらゆる暗号を超えて謎めいている。メタボロームは、私たちをワイルドなたんぱく質の世界に案内し、たんぱく質が折りたたまれ、ひだを作り、体内の１００兆個の細胞をそれぞれ動かす様子を見せてくれる。マイクロバイオームは、まったく違う系で、人間の体内に生息する目に見えないほど小さいたくさんの共生生物（主に細菌）が含まれる。胃腸にいることが多いが、皮膚や髪、目など体の他の部位にも生息する。

驚いたことに、マイクロバイオームにはヒトゲノムに含まれる遺伝情報の10倍もの情報が含まれており、人間自身が持つＤＮＡと同じく、人間が生きていくために重要な存在だ。マイクロバイオームは食事や健康や病気に影響を与える。さらには人間の感情に影響することもある。だが、マイクロバイオームと人間の体の間で一瞬のうちにどのようなやり取りが行われているのかはまったく謎に包まれている。マイクロバイオームの存在がわかったのはごく最近のことであり、まだその意味を理解するところまで至っていないからだ。現時点で科学者が言える一つだけ確かなことは、これらのすべての「オーム」は何らかの方法で人間の体とやり取りし、人間の生命に大きな影響を与えているということだ。

これらの検査に加えて、ヘルス・ニュークリアスの患者は1時間半かけて1センチメートル単位で脳と全身をスキャンされる。ＨＬＩは世界最高の解像度のＭＲＩスキャン検査を約束している。ＨＬＩが誇る高解像度なら、脳にへばりついたアミロイドβや、神経細胞の萎縮の兆候や、豆粒ほどの大きさのがん腫瘍も発見できる。その後は心電図だ。被験者の心臓がいつも通りの活動（1年間に4200万回鼓動する）を続ける様子をムービーで観察する。

お次はDEXA法による骨密度検査に続き、被験者の体脂肪と筋肉量や、筋肉と脂肪がどこについているかを検査する。これは健康か不健康かを示す重要な指標だ。さらに歩行検査で被験者の動きを評価する。明らかにおぼつかない足取りは、ごく初期の認知症の兆候の場合がある。

最後の検査は認知機能検査で、脳の反応速度や論理問題・空間問題が解けるかどうか、判断力などを調べる。

ヘルス・ニュークリアスよりも徹底的な「自分」の検査は考えられない。2016年まで、これはうまくいっていた。2年間で500人がHLIで脳と体の検査を受け、徹底的な解析が行われて集計された。ベンターは、顧客の30パーセントに重大な健康問題が見つかったことを知った。これほど徹底的な検査を受けなければ気づかれることのなかった問題だ。ベンターはこれらの問題が見つかった被験者が、どこか悪いところがあったり、明らかに治療が必要な症状が出たために病院に行くような状態ではなかったことを指摘することを忘れなかった。彼らは自分たちが完全な健康体だと思っていたのだ。

このような新事実の発覚は、厳しい現実を突きつける。調査では、ヘルス・ニュークリアスが老化に関連する病気を検出できる可能性が示された。しかも、209人の参加者の8パーセントが1

カ月以内の治療を必要とする深刻な状態だった。これらの参加者の2パーセントでは初期のがんが見つかった。[16]

ベンターは27歳という若さでヘルス・ニュークリアスに登録し、脳スキャンを受けた女性の話を聞かせてくれた。検査では彼女の脳の奥深くに動脈瘤が見つかった。タイヤの側面にできた瘤《こぶ》のように、ダメージを受けた血管が膨らんでいた。発見されたおかげで、彼女はすぐに神経外科で手術を受けて動脈瘤を取り除くことができた。破裂のときを待つ動脈瘤を抱えたまま、彼女が長く人生を送れる可能性もあったとベンターは言う。だが、血管はある日突然破裂したかもしれない。「彼女の最初で最後の症状は、死に至る出血だったはずだ」。

ヘルス・ニュークリアスに来た後に海外旅行に行く予定で、すっかり準備も済ませていた高齢夫婦の話もある。彼らは健康に問題はないと考えていたため、検査は帰国後でも構わなかったのではないかと思っていた。しかし、検査装置が夫の胸骨の奥にがん腫瘍を発見した。過去の検査では見逃されていた腫瘍だ。手術からほどなくして、その男性からベンターに連絡があった。検査のせいで旅行の予定はめちゃくちゃになったが、命が助かった。ありがとう、と。

ベンターは話が好き

ベンターはこの手の話を人に聞かせることが大好きだ。誰かが病気になることを望んでいるわけではない。病気が早期に発見されたというのが重要なポイントだ。これらの体験談は、ベンターが信じる「これからの医学が人類を導くべき方向」を非常にドラマチックに示している。自分は大丈夫と思っていても、実はそうでないことがある。体は自分を裏切ることがある。だが、それは悪いことではない。今や、私たちは自分の未来の健康状態を予測できるようになったのだ。問題は解決できる。必ず解決できるわけではなくても、まったく何もわからない状態よりは、はるかにましなはずだ。

ベンターは、今のところＨＬＩは病気を発見するためにヘルス・ニュークリアスのスキャナー式検査装置、ＭＲＩ、超音波、針を使った検査に頼っていることを認めている。古くさいやり方では多少は後手に回ることもあるかもしれないが、それほど悪くもないのではないか。すでにヘルス・ニュークリアスでは十分に完治が期待できる早期のがんが見つかっている。ゲノム、メタボローム、マイクロバイオームのデータが順調に集まり、人工知能アルゴリズムがそれらのデータの意味を明らかにすれば、一人一人の患者に合わせた最適な治療を行う、新たな精密医療の誕生に向けた動きが本格化する。現在のヘルス・ニュークリアスはまだ手始めの、初期段階だ。

だが、高額な料金がネックになる。金持ち以外に誰がこんな金のかかるサービスを利用できるだろう。しかし、ベンターは価格の問題を無視しているわけではない。ゲノムを解読するコストを下げたのと同じように、このサービスの料金も大幅に下げられるはずだと彼は確信している。ＨＬＩ

の最高医務責任者ブラッド・パーキンスは、10年後には誰でもゲノム解析が受けられるようになると予測している。聴覚検査のように一般的になり、費用はただ同然になるかもしれない。しかしまずは、データを集めて分析するところからだ。

ともかく、そこがスタートになる。

25　スーパー細胞

2016年の夏に、ボブ・ハリリはヒューマン・ロンジェビティ社のパロアルト・オフィスでリッカルド・サバティーニから同社の顔プロジェクトの説明を聞いていた。隣にはハリリの若い息子が同席していた。1時間半後に彼らはハリリが所有するビジネスジェット、ボンバルディアチャレンジャー604に飛び乗って、まずはサンディエゴを目指し、その後は2週間ばかりの休暇をとって家族でアジアに行くことになっていた。

HLIの創設者として、ハリリはサバティーニの研究についての話を聞き、面白いと思ったが、HLIにおける自分の役割がまもなく変わろうとしていることもわかっていた。ハリリ、ベンター、ディアマンディスというHLIのスリートップの間で話し合いがもたれ、幹細胞の研究はHLIから切り離して新たな会社を一から作るのが最善ではないかという結論に達した。3人の間に不和があったわけではない。だが、ＣＥＯのベンターは、ＨＬＩの主力をゲノム学とヘルス・ニュークリアスに絞りたいと考えていた。ハリリの幹細胞治療の研究はまぎれもなく魅力的だし、長生きや健康寿命に関連することも確かだが、ＨＬＩの現在の方向性からはややずれている。ハリリの側でも、胎盤幹細胞にもっと力を入れたいと考えており、研究がいいところまで進んでいるという手ごたえを感じていた。

そんなわけで、２０１７年の初めにＨＬＩの幹細胞部門は独立し、ハリリとディアマンディスはシリコンバレーの投資家たちから新たに支援を受けて「幹細胞を医療に変える」ことを目的とする新会社セルラリティを設立した。様々な病気は言うに及ばず、老化との戦いにおいて幹細胞治療は強い味方だという考えが否定されたわけではない。この独立劇は、それぞれの活動をよりスピーディに、より独立性を高めて進められるようにすることが目的で、それ以外の意味はない。いずれ時が来れば、彼らは再び協力者として力を合わせることもできる。どうなるにせよ、それが彼らが描く未来図だった。

常識破りの見方

セルジーン、ＨＬＩ、そしてセルラリティを渡り歩きながら長い探求を続ける間に、ハリリは老化に関する常識破りの見方を生み出し続けていた。彼は、病気をなくすべき三つのしごくもっともな理由を知った。病気は人々の健康や思考や外見を損なう。しかし、脳や体は役に立つことがはっきりしているが、外見はどうだろう。見た目は、うぬぼれの元で、ハリウッドあたりにいるような人々にしか関係ないのではないか。それは違うとハリリは言う。人は年を取って外見にやつれや衰えが見えるようになると、社会から疎外されることが増えると彼は考えている。老化が進んだ顔や体は、次の段階に進むときが来ていることをみんなに知らせるサインになる。たとえ脳や体がしっかりしていても、老化が見た目に現れていれば、社会の吹き溜まりの方へと案内されてしまう。だが、胎盤幹細胞から作った薬が使えるとしたらどうだろう。少なくとも理論上は、この三つの問題はすべて解消できる。体も、頭脳も、見た目も再生させる力があるからだ。

これはまったく新しいアイデアというわけではない。ディアマンディスとハリリが長生きのための戦略を話し合い始めるよりも前から、米国外では米国のＦＤＡよりも積極的な幹細胞研究が進められていた。そのような研究拠点の一つが、ヨーロッパ最高峰の医科大学と目されるスウェーデンのストックホルムにあるカロリンスカ研究所だ。カロリンスカ研究所では、がんを含めた血液、脳、目、骨、肝臓の疾患を有する患者に幹細胞を注射で投与している。研究はまだ途中だが、今のところ、この新しい治療法には効果がありそうに思われる。ダメージを受けた器官に幹細胞を注射するだけで、まもなく丈夫な新しい細胞が再生し始める。シャーレでの培養や複雑な調剤は必要ない。

幹細胞の新たな利用は他でも進められている。２０１６年に、ベンターの会社の一つ、シンセティック・ゲノミクスは、ユナイテッド・セラピューティクスの創立者であるマーティン・ロスブラットと協力関係を結んだ（ロスブラットはユナイテッド・セラピューティクス社を作る前にシリウスXMサテライトラジオを設立している）[17]。あるプロジェクトで、シンセティック・ゲノミクス社とユナイテッド・セラピューティクス社はブタの心臓と肺の遺伝子を組み換え、遺伝子を組み換えた臓器を、移植を必要とする人間の患者にそのまま移植することを計画した。異種移植と呼ばれるものだ。

数十年にわたって、心臓病患者にはブタの弁や様々な器官が使用されてきたが、ブタの心臓や肺を丸ごと人間に移植すると、拒絶反応が起こるという大きな問題があった。ベンターの計画は、ゲノムシーケンサーを使ってブタとヒトのゲノムを比較し、二つの種の間の拒絶反応の原因となっている遺伝子を正確に突き止めて、CRISPR技術で邪魔な遺伝子を切り離し、組み換えた遺伝子を様々な器官に分化できるブタの卵巣に挿入し、「ヒト化」した肺と心臓を持つ新しいブタを作り出すことだった。平均的なブタの臓器の大きさは平均的な人間とほぼ同じであることがわかっており、遺伝子も驚くほどよく似ている。

いつかこのような移植が実現すれば、移植を受けた患者は一部がブタで一部が人間のキメラということになる。

もちろん、ブタの遺伝子に手を加えすぎると、幹細胞が死んでしまう恐れもある。「2、3カ所の遺伝子を変えれば済むような話ではない」とベンターは言う。それでも今のところ、完璧とまではいかなくても、見込みは十分にありそうだ。

とはいえ、胎盤細胞が魔法の力を発揮すれば、ブタから臓器を移植する必要はなくなる。ベビーブーム世代が年老いて、細胞も衰え、傷ついたＤＮＡを25歳の頃のように修復できなくなったとしよう。膝が痛み始めたり、もっと悪ければ心臓や背骨や膵臓や脳が悲鳴を上げるようになる。

今や、悲鳴を上げ始めた体を何とか維持していくために（ブタなどからの）心臓移植やバケツに山盛りの薬に頼らなくても、胎盤から作ったハリリの薬を注射するという方法がある。古い幹細胞が衰えて力尽きると、新しいピカピカの幹細胞がやってくる。しばらくして、体の別の場所がまた衰えてくると、新しい細胞がまとめて供給される。こうして、ベビーブーム世代の体のどこもかしこもが若々しさをすっかり取り戻し、細胞がリセットされる。健康になったというだけでなく、実際に若返り、社会で疎外感を味わうこともない。ＨＬＩ社長のケン・ブルームは、幹細胞はいずれ人間の寿命を１２０歳まで押し上げるのではないかと言っていた。もしかすると、それ以上に延ばせるかもしれない。

胎盤幹細胞の登場の可能性には期待が高まるが、これも完璧ではない。少なくとも、現段階では問題が残る。一つには、自分の体の幹細胞を使うと、体のＤＮＡがすでに持っている遺伝性疾患がそのまま受け継がれるという問題がある。遺伝的に関節炎や心臓病、中毒やうつにかかりやすい傾向がある場合、これらの問題はいずれ再び現れる。がんも問題だ。様々ながんになりやすい体質の人の体に新しい幹細胞を入れると、腫瘍を排除するどころか、成長を促すことにもなりかねない。ある意味では、がん細胞は無限に増殖する万能性幹細胞のようなものだ。

いずれはＤＮＡにＣＲＩＳＰＲのハサミを入れて、問題を解決できるかもしれないが、ＣＲＩＳＰＲもそれ自身問題を抱えている。この技術は簡単に細胞に手を加え、置き換えることができるが、万能性幹細胞のＤＮＡを組み換えると、組み換えられた配列が元に戻ることはなく、進化や両親が与えてくれたＤＮＡと同じように、そのまま次世代に受け継がれていく。遺伝子を組み換えるときには、意図しない結果を絶対に招かないように細心の注意を払うことが望まれる。

すでにありえないことが２０１８年に起きている。中国の科学者、賀建奎がＣＲＩＳＰＲを使って受精卵に手を加えたのだ。これらの受精卵は母親の胎内に戻され、双子の女児が誕生した。彼は一人ですべての作業をやってのけた。彼の目的は、子供たちの父親がＨＩＶ陽性者だったため、子供たちがＨＩＶに感染する原因となる遺伝子が機能しないようにすることだった。だが、科学者が独力で生きている人間のＤＮＡに元に戻せない変更を加えたという事実は、科学者や生命倫理学者たちを愕然とさせた。[18] もし、このように遺伝子を編集できるなら、ろくでもない科学者がスーパーベビーを生み出そうと考えたときに、どうやってそれを防げばいいのだろう。それに、たまたま新しい未知の病気を持った赤ちゃんが生まれてきたらどうすればいいのか？

　このように、遺伝子組み換えの進歩が速すぎることは懸念材料となる。現在も、幹細胞を置き換える可能性がある骨や肝臓や心臓の様々な細胞と幹細胞の反応をしっかり見極めるための研究が進められている。どのくらい効果が続くのか。どの細胞がどのような信号の引き金になっているのか。細胞の仕組みは複雑で、研究には時間がかかる。キャブレターをいじるのとはわけが違う。そしてもちろん、大きなブラックボックスである脳の問題がある。理由は進化のみぞ知るところだが、脳では他の多くの器官のように大量の幹細胞が貯蔵されない。

　それに、古い神経細胞がすっかり新しい幹細胞に取って代わられたとしたらどうなるだろう。元の神経細胞間の接続が切れて、脳の別の部分とのやりとりが混乱するかもしれない。ささいなことでも、どんな恐ろしい事態につながるかは誰にもわからない。記憶や学習といった脳が身につけてきた機能が失われる可能性だってある。一方で、アルツハイマー病のような病気の場合は、まったく記憶がない状態よりは新しい記憶を作れる方がまだましかもしれない。

　ハリリが特に注目し、治療することで死への歩みを遅らせることができるのではないかと考えている老化に関連する病気がある。それがサルコペニアだ。サルコペニアは、筋肉量の低下が年齢に比べて速く進む病気で、ＦＤＡによって病気に位置づけられているため、治験を実施できる。それに、老化する人、つまりはすべての人は何らかの形でサルコペニアに悩まされる。サルコペニアは時間が経てば自然に起こる。ハリリは、平均的なホモ・サピエンスは25歳を過ぎると筋肉量が年に

1～2パーセントずつ低下することを発見した。60歳になると、筋肉の半分が失われる。

筋肉が減っても、力の強さや体の安定性にしか影響しないと思うかもしれない。それは正しいが、他にも要因がある。体の血液のほとんどは筋肉中に存在することがわかってきた。長期的に健康を維持するには静脈容量が大きいことが不可欠となる。静脈は免疫系に物資を届ける役割があるからだ。だから、60歳では筋肉量が半分になるだけでなく、静脈容量の半分も失い、免疫系のはたらきも半減することになる。つまり、25歳以上になると誰でも慢性的なサルコペニアの進行が始まるわけだ。適切な食生活と運動で進行を遅らせることはできるが、完全に止めることはできず、逃げ道はない。ハリリは、胎盤幹細胞でサルコペニアは完璧に治療できると考えている。これらの細胞には筋肉を再生させる力があるからだ。筋肉が再生すれば脂肪が減り、血管系と免疫系がよみがえり、たいていの人は若返るだろう。２００９年のある研究では、筋肉量の低下が加速すると、がんになる可能性が高まることが示された[19]。

ベビーブーム世代が大勢いる世界では、サルコペニアの治療は魅力を増すのではないか。老人差別やたるんだ腕、抵抗力の落ちた免疫系、歩行器に支えられながら歩く高齢夫婦に向けられる憐れむような笑みを気にする必要がなくなれば、どれほど素晴らしいだろう。長年歩行器に頼ってきた高齢夫婦でも、自力で歩けるようになる。彼らは健康を取り戻し、しゃんとした姿勢ではつらつと動き回り、身の回りのことも全部自分でこなせるようになる。１００歳が60歳に生まれ変わるのだ。

少なくとも、ハリリとディアマンディスはそのような展開を思い描いている。

しかし今のところ、すべてはまだＳＦにすぎない。現段階では幹細胞を使っても、人間を生物学的な「最高潮」の状態にすることはできないし、若返らせることもできない。それでも、セルラリティ社の創設者であるハリリとディアマンディスは大きな期待を寄せる。セルラリティはすでに複数の治験を展開し、できるだけ早いＦＤＡ承認を目指している。幹細胞は、常識をはるかに超えた長生きを実現する聖杯になるかもしれない。そして、人類が進化の足かせを断ち切り、人間の寿命は１０００年単位に変わるのかもしれない。何が起こるかは誰にもわからない。挑戦あるのみだ。

ある科学者はこう言った。「科学は科学が進む方に進む」。

26 シンギュラリティの種

老化の問題を解決するために必要な科学がどんな方向にでも進むなら、長生きのパズルの最後のピース、驚くべき皮肉なピースがうまくはまる必要がある。人類を守る盾となるために、賢い機械に登場してもらわなければならない。すでに医学には機械学習が導入され、デジタル技術はとっくの昔に科学の小間使いになっている。ヒトゲノム計画でベンターがやり遂げた仕事は、画期的だった。だが、不死の追求がある程度まで進んだ今、これまで以上の強力なデジタルの力が必要とされる。

アーサー・レビンソン本人は、事実を簡潔に述べている。老化を避けて通るためにゲノムのスイッチを切り替える作業は、どれほど才能とひらめきに恵まれ、一生懸命に努力する研究者でも、研究室にこもったままでその魔法のような通路を見つけて理解できるような類のことではない。そして、スイッチの切り替えができなければ、最終問題の解決はあり得ない。人類は、自分たちより速く、賢く、疲れることのない道具を必要としている。リッカルド・サバティーニが顔プロジェクトで使ったものなどがよい例だ。「機械学習」とは、サバティーニをはじめとするコンピューター科学者たちがこのような作業を表現するために使った用語だが、もっと一般に広く知られている別の名前がある。人工知能、ＡＩという名前だ。

ＡＩは一般的なコンピューターコードとは違い、人間の思考と気味が悪いほど似通った多数のアルゴリズムで構成される。ＡＩは前もってどうすればよいかをはっきりと教えなくても、問題の解決方法を学習することができる。ある意味では、すごい勢いで自分で考えることができるのだ。

ターミネーターや暗黒の未来社会の物語に登場することも多いＡＩだが、皮肉なことに、そのようなＡＩの能力こそが人類の救世主になりそうだ。しかも、それがシリコンバレーの多くの富を生み出した源泉でもあるというのは二重の皮肉ではないか。まるで進化が死に対する免疫力をつけるための手段として、コンピューターの力と金を持つシリコンバレーを選んだかのように思える。こうして機械やアルゴリズムの中で共生関係が生まれる。数字と分子、生物学と技術が一体となり、予想のつかない奇妙なハーモニーを奏でる。

機械が人間のような知性を身につける

レイ・カーツワイルは、そのようなことが起こりつつあると話していた。14歳だった50年以上前から、彼は機械が人間のような知性を身につける可能性について説明した論文を書いていた。これは、彼がウェスティングハウス・サイエンス・タレント・サーチに出演し、ジョンソン大統領と握手をする前のことだ。その段階では人工知能と長生きの間に直接的な関係があるというところまでは探り当てられていなかったが、カーツワイルはいつも真の知性を持った機械はほとんどどんな問題でも解けると固く信じていた。

その信念の核心部分は、彼が14歳で論文を書いたときから変わっていない。事実、彼が2012年に発表し、ベストセラーになった著書『How to Create a Mind（心の作り方）』でもそのことが大きなテーマになっている。本の中でカーツワイルは、人間と同レベルの知性をコンピューターが持つようになるには、人間の脳をリバースエンジニアリングすればよいと主張している。大脳新皮質がどのように機能するのかを突き止め、最先端のソフトウェアとハードウェアを使ってコンピューターに同じことをさせる。すると、どうだ。考え方はまったく人間のようだが、完全に人の手が作り上げた機械のできあがりだ。

本が出版された直後に、ラリー・ペイジはカーツワイルにグーグルの一員になって「自然言語を理解できるように」する気はないかと持ちかけた。つまりは、コンピューターが人間と同じように話したり、意思を通じ合ったりする方法を探し出してみないかということだ。そもそもカーツワイルがペイジに頼もうとしていたのは、グーグルか、ビル・マリスのグーグル・ベンチャーズが本の内容を実現するための会社に投資してくれないかということだけだった。だが、ペイジは彼にグーグルに来るように言った。そうすれば、カーツワイルはグーグルの優秀なコンピューター科学者たちと協力して研究を進められるし、グーグルの豊富なデジタル資源を利用することもできる。無料のオフィススペースは言うに及ばず、希望すればあらゆるハードウェアとソフトウェアが与えられる。

そんなわけで、２０１２年12月にカーツワイルは人生で初めて自分の名前がロゴに入っていない会社の一員になった。でも、それは特に問題ではなかった。人工知能の聖杯とも言える、仮想の世界に心を作るという素晴らしい夢は、彼のＤＮＡに深く刻み込まれていた。死もひっくるめた世界的な問題を解決するためにどこかの従業員にならなければならないのなら、そうすることも彼はいとわなかった。

カーツワイルを工学責任者として迎えたチームが最初にやったことは、メールの内容を理解し、短いながらも意味が通じる返信を人の手を借りずに作成できる機械学習アルゴリズムの開発だった。これは、大方の予想を超える大変な仕事だった。

35人の科学者からなるチーム・カーツワイルが最初のグーグル製品を生み出すまでには、５年近くの歳月がかかった。こうして誕生したのがGmailモバイルアプリのスマートリプライだ。2017年5月に公開された初期バージョンは、受信したメールを認識し、スマートリプライが「月曜日にしよう」「おお、すごいな」といった具合に短い返信文の候補を表示する。

スマートリプライは、映画『ターミネーター』シリーズに登場するAIのスカイネットとは到底勝負にならないし、老化の問題を解決することも（少なくともすぐには）できない。だが、カーツワイルは、人工知能ソフトウェアが人間の思考を理解し、意味が通じる返事を書く手始めとしては悪くないと考えていた。表面的にはささいなことに見えるかもしれないが、実はそうではない。最終的にはこれが永遠の生につながっていくのだ。どうやってだろう。

スマートリプライを足がかりとして、カーツワイルは機械が状況を踏まえて臨機応変に、どんな言語でも人間のように流暢に話せるようになるところまでレベルアップさせたいと考えていた。今後のバージョンでは、何もないところから正しい言葉を持ってきて、正しい順番に並べ、きちんと意味をなして人間と話しているように会話を進められるようになるはずだ。それが可能になれば、機械は私たちと同じくらい賢くなり、21世紀半ばに彼が到来を予想するシンギュラリティを花開かせる種となるだろう。

カーツワイルの研究の背後にある将来をみすえたコンセプトは、インテリジェントなパターン認識だ。ホモ・サピエンスの大脳皮質、つまり人間の脳で一番最近に進化した部分を構成するのは、脳内で無数に重なる層状構造だと彼は考える。カーツワイルは大脳皮質にはニューロンの集合によって構成される層、モジュールが約3億層存在すると推定している。想像するに、どんどん複雑化する階層を形成するこれらのモジュールが短時間のうちに単純なコンセプトを自ら処理し、層単位で芸術、数学、言語などのすぐれたひらめきをもたらすのだろう。モジュールは簡単ないくつかの合図をたちどころに特定し、目的に合わせてさらなるモジュールを呼び出して、それまでに得た知識に加えてさらに知識を蓄える。

例えば、モジュールが横線の画像を見た後で、ピラミッド型の二つの側面を見ると、文章という前提条件を踏まえて、すぐにこれをAと認識する。他の関連モジュールはAに関係する他の文字を認識し、断片的な情報をつなぎ合わせて、例えばこれは「Ｐｅａｒ」ではなく「Ａｐｐｌｅ」だと理解する。さらなるモジュールがさらに言葉と思いを付け足す。パイの香りを嗅げば、記憶を探って、モジュールはそこが台所だと判断する。次にあなたは、おばあちゃんがオーブンから出したばかりの焼き立てのアップルパイを懐かしく思い出す。それをきっかけとして、あらゆる考え、感情、記憶、ひらめきが呼び起こされるかもしれない。脳内の数千万個の神経細胞の連結によって、このすべてが瞬く間に起こるのだ。

これは極めて単純な例で、次のシェイクスピアの一節からは遠く思えるかもしれない。「明日、また明日、そして明日／のろのろとした足取りで日々は進む……」。だが、カーツワイルにすれば、非常に柔軟性の高いモジュールが織りなすこのネットワークが人間の知能の源泉となっていることこそが肝心なのだ。彼の目標は、この人間独自の特性をリバースエンジニアリングできる人工知能ソフトウェアを開発することだ。

そのような進歩が現実になったとしても、すぐに人工知能によって不死を実現する方法が明らかになるとは限らない。しかし、カーツワイルにとってこれらは同じ流れの中にある。ＡＩの出現を受けて、彼は人間の体と心がもっと強力な新しい形に進化すると予想した。厳密には生物学的な進化ではなく、ナノテクノロジーから生まれた細胞サイズのナノボットの採用によって進化を実現させる。ナノボットは動脈を掃除し、筋肉を強化し、各種器官の能力を高めながら、同時にごく普通の人間の脳がクラウドの広大な脳空間にアクセスできるようにする。今の私たちが使っている格好の悪い携帯電話やｉＰｈｏｎｅのようなものではなく、目に見えないほど小さい細胞サイズのマシンを血清のように注射で大脳皮質に注入すると、機能が強化された人工脳細胞になる。私はこれをニューロボットと呼んでいる。

数十年のうちに、どこからでもアクセスできるクラウドに直接接続された何兆個ものニューロボットが大勢の人々に提供され、どんなことにも負けない体が現実のものとなるだろうとカーツワイルは予測している。そのように体を強化すれば、幹細胞による若返りも、遺伝子の改良も不要になる。そのような人々は２０１４年のアカデミー賞にノミネートされたマイケル・キートンの映画はどれだったかをグーグルに尋ねる必要もない。答えは、自分自身の他の記憶と同じように、探れば見つかる。映画を見る人もいなくなるだろう。現在の私たちが自分の記憶を思い出すよりずっとリアルに頭の中に映像を思い描き、その世界に入り込めるようになるからだ。鼻唄を歌うようなこともなくなる。本格的な音楽が頭の中で最高の状態で再現されるからだ。ニューロボットは、瞬く間に今いる場所からどこでも好きな場所に人間の意識を移動させることもできる。カトマンズでも、古代ローマでも、セーシェルの浜辺でも、好きな場所に行って、強い日差しを浴び、透き通った水に足の先をひたし、まるで本当にそこにいるようにあらゆる感覚をリアルに感じることができる。本当の現実ではないが、本物のように感じられる。ニューロボットが脳内の化学組成を組み換え、ごく自然に感覚を融合させていくからだ。

何よりもすごいのは、この新たなハイブリッド人類は、デジタル情報としてバックアップを保存することが可能な点だ。もし本人がいきなり死んでしまったとしても、保存されたバックアップ情報をダウンロードすれば、体と心のあらゆる情報を持ったクローンコピーを作ることができる。つまり、まったく何事もなかったかのように人生を再開できる完璧なバックアップが手に入る。これこそ、最終的にゴンペルツのβを完全にゼロにする真の不死だ。

カーツワイルはこれこそが、前出の三つのブリッジを凌駕し、彼とテリー・グロスマンが21世紀の初めにともに思い描いていた、第4にして最後のブリッジだと考えている。これが実現すれば、キャリコやＨＬＩが取り組んでいるような、古臭い生物学の改良を重ねるだけでは行きつけない次元の、永遠の生の最終的な姿がついに見えてくる。ナノテクノロジーを利用して人間の改良を進めることにより、人間を不死にするだけでなく、神に近づくほどの知能を持たせることができるのだ。もちろん、カーツワイルは「神に近い」というような言葉は絶対に使わない。彼にとって、人間と機械を不可分なまでに完全に一体化させることは、人間の進化を次の段階に向かわせる自然な流れなのだ。

カーツワイルの第４のブリッジ

カーツワイルの第４のブリッジの考えは、一般的なホモ・サピエンスの姿から少しばかりずれているように思えるかもしれない。しかしながら、一部の人々はこれを極めて現実的な脅威だと感じている。イーロン・マスクや、生前のスティーブン・ホーキング（２０１８年に死去）は、超インテリジェントＡＩが誕生すれば地球が乗っ取られる可能性があると警告していた。マスクの友人であるラリー・ペイジが支援する研究もその原因を作った要因の一つだ。「私は最先端のＡＩを知っている」と２０１７年７月に開催された全米知事協会の出席者たちを前にマスクは語った。「ＡＩについては、みんなが本気で心配するべきだと私は思う」。

それより前に、ホーキングはマスクと数十人の人工知能の専門家に宛てた公開状で、ＡＩの台頭は非常に賢くすばしこい生物の誕生につながり、人間はアメーバと変わらない脳の持ち主だとみなされるようになると書いた。これは、「人類が文明を持つようになってからの歴史上で最悪の出来事」になると彼は言った。

このような意見はカーツワイルをいらだたせた。人類がSiriに頼りすぎてジョージ・オーウェルの『1984年』のような恐ろしい世界の到来を招き、みるみるうちに我々は暗黒の未来社会に飲み込まれるとメディアが繰り返し叫ぶたびに、彼はどんどん不機嫌になっていった。しかし、これまでに技術がどのように人類を進歩させてきたか、考えてみてほしい。直近の100年間は恐ろしい出来事がいくつもあったにもかかわらず、戦争による死亡率は過去600年間に比べて数百分の1にまで減少した。殺人事件の発生率も急激に減少している。FBIの統計によれば、1993年から2015年の間に米国の殺人事件発生率は50パーセントも減った。窃盗事件も同じ傾向にある。メディアは社会の悪いところばかりを伝えるが、カーツワイルは世界が以前よりも安全で、幸福で、洗練されたより良い場所になっていると信じている。それをもたらした最大の功労者は、科学と革新の番人が実現させた進歩だ。

少年科学者トム・スイフトのようなスタイルで技術を前進させることが賢いやり方だとカーツワイルは思っていた。それこそ、人類が目指すべき道だ。すべてはLOAR（収穫加速の法則）にある。そう、賢い機械は警戒しながら、その力をコントロールしていかなければならない。彼はずっとそう言い続けてきた。しかし、パニックを引き起こすボタンを押す必要はない。機械が人間の知脳に追いつくにはまだ10年以上はかかるだろうし、シンギュラリティも２０４５年より前に実現するのは難しいだろう。運命の日がやってくるのは、彼が健在なら97歳の誕生日を祝う頃ということになる。最善のアプローチは、アイザック・アシモフの「ロボット三原則」の基本に従う安全策を設けることだ。[20] ２００万年以上前に初めて作られた石包丁のように、すべての技術は害にも益にもなる。だが、扱いを間違えなければ、人工知能はターミネーターになることはなく、確かな人類の救世主になる。敵ではなく、味方になる。見ていてほしい。ＡＩはいずれ私たちを救う。カーツワイルはそのことをわかっている。レビンソンやベンターも、彼らなりにそのことをわかっている。もはや疑う余地はない。賢い機械は、終わりを終わらせる。

27　新たな予言者

２０１６年の初めに、ダフニー・コーラーがキャリコ研究所の最高コンピューティング責任者に就任したとき、レイモンド・カーツワイルのような展望や野心は彼女の頭になかった。別に彼女がカーツワイルや、数字や、アルゴリズムや、コンピューターコードを嫌っていたからではない。むしろ、彼女にとってはどれも好ましいものばかりだった。ただ、機械学習や人工知能の戦略についてのカーツワイルの考え方は気に入らなかった。第４のブリッジは彼女の考えに合わなかった。彼女が研究のヒントを得た人物は、18世紀の数学者で長老派教会の牧師でもあったトーマス・ベイズだった。１９９０年代に彼女はベイズの研究と理論を勉強し、それらを応用して世界最先端の人工知能アルゴリズムをいくつか開発した。

キャリコに入る前のコーラーは、グーグル、フェイスブック、アップルといったシリコンバレーでクラウドを手がける大企業で好きなことをできるだけの力があったし、本人もそのことをわかっていた。しかし、ツイッターのフィードを改良したり、スナップチャットでかっこいい表情を撮影できるようにしたり、世界的なデジタル広告の収入をアップさせるような製品を作り出すのが、本当に彼女のしたいことだっただろうか。見境なく手を広げていくグーグルでは、彼女が頭角を現すことは難しかっただろう。大勢のマニアに混じった秀才が一人増えるだけのことだ。だが、キャリコは違う。彼女はスティーブ・ジョブズが掲げた目標を決して忘れない。「宇宙に爪痕を残す」。キャリコでなら、彼女は爪痕を残せるかもしれない。誰かの、おそらくは大勢の命を救い、もしかすると彼女自身の命も救えるかもしれない。

長老派教会の牧師で、(トランスヒューマニズムの源流にもなった)人類の合理的な改善を求める人道主義を熱心に支持していたトーマス・ベイズなら、コーラーの命を救いたいと思う気持ちを認めてくれたのではないだろうか。コーラーがベイズの研究について調べ始めた頃、彼の業績はほとんど忘れ去られていた。だが、彼女はベイズの考え方が気に入った。そこには数学では考えられないような、人間的な柔軟性がある。決まったルールを使って理詰めで行くのではなく、状況に合わせてルールを作り変えられるようになっているのだ。

簡単な例として、大きなつぼの問題を挙げよう。ボールがいっぱいに入った巨大なつぼを思い浮かべてほしい。ボールの半分は黒で、残り半分は赤だ。では、つぼの中から1個だけボールを取り出したときに、黒のボールを取り出す確率はどれくらいか。もちろん、確率は半々だ。では、次につぼから黒のボールを取り出す確率はどうなるだろう。今度は状況が変わっている。ボールが取り出されるたびに、状況に合わせて確率はどんどん変化する。ベイズ確率は、このような確率の変化を考慮に入れる。あるいは、考慮しようとする。コンピューター科学では、これは情報を探り、活用することに相当する。人間の思考に近いと言えるだろう。

コンピューター科学の世界がだんだんと雑多で混沌とした場所になりつつあることもコーラーは知っている。いいことだ。ほとんどのコンピューターコードが作成する厳格なルールでは目的を果たせない。それらは特に生物学、特に分子生物学が関わる領域が苦手だ。人間が書いたアルゴリズムは、どれほど高速かつ論理的であろうと、ゲノムやバイオームなどあらゆる「オーム」で機能する複雑で素早い分子経路を突き止めることはできない。人間の出番がまったくないわけではない。最初のコーディングは正しく設定する必要がある。だがそれ以降は、完全にアルゴリズム任せだ。生物のように、常に人間の指示を受けなくても、問題に直面するたびに目の前の問題を解決する。それが数十億通りの遺伝子間のやりとりのもつれをほぐす唯一の方法だ。

コーラーがカリフォルニア大学サンフランシスコ校でマッカーサー基金からの助成金を受けてがんの遺伝子マッピング技術を開発したときに、プログラムは数千個の遺伝子のデータを一気に処理しながら他の遺伝子の位置が変わることによって1個の遺伝子が変化する確率を検証した。また、彼女は細胞内の特定の遺伝子が対応するたんぱく質を作り出す速度や、その生成過程がさらなる遺伝子によってコード化されたたんぱく質からの信号にどのように依存するかを調べるコードも開発した。

これはすべて、カーツワイルのパターン認識ノードによく似ているように思える。どちらも状況を理解し、即座に自分で対応を考える必要がある。カーツワイルのＡＩノードは、最終的に不死につながる可能性がある、幅広い問題を解けることを意味している。コーラーのアルゴリズムは、もっと具体的かつ徹底的に調べるやり方で、アルゴリズムそのものに解決策を考えさせることで、完全に目に見えない雑多な有機化学の範疇まで足を踏み入れる。この方法でも、やはり人工的な思考が行われる。

キャリコの最高科学責任者であるデビッド・ボットスタインは、キャリコの成功はこれらの経路の理解にかかっているというスタンスだ。彼とレビンソンは、たくさんの数字を処理してヒトゲノムが伝えようとする情報を突き止めることが重要だという点では意見が一致していたが、ボットスタインはさらに深いところまで知りたいと思っていた。遺伝子の内部に含まれるあらゆる分子は、一体全体、何をしているのか。遺伝子はどのようにして一部のたんぱく質のオンとオフを切り替えているのか。遺伝子は他の遺伝子にどのように影響を与えるのか。それらすべてをくまなく調べて、自分の目で見て、「ああ、どうなっていたのかがやっとわかった」と言えるようにしたい。それが、人間の体を痛めつけるあらゆるダメージを元に戻す希望が持てる唯一の現実的な道だ。

それを実現するために、ボットスタインは提携するカリフォルニアの二つの会社、パシフィック・バイオサイエンス社とバイオナノ・ゲノミクス社にキャリコ専用シーケンサーを注文した。[21] 手作りの特注シーケンサーは、目に見えないたんぱく質や分子のたくらみを明らかにできる、高い解像度を得られる唯一の装置だと彼は思っていた。

キャリコのプロジェクト

コーラーが２０１６年に入社したときにキャリコが探り始めていたプロジェクトの一つは、会社が直面している問題がどれほどひどく複雑であるかを示している。２００６年から２０１０年の間に、ＵＫバイオバンクという事業が実施された。バイオバンクは40～69歳の50万人の被験者を募集して、徹底的な検査を行った。バイオバンクの研究者たちは、プロジェクトの参加者の炎症マーカーからコレステロール値やホルモン値、唾液、尿、血液検査の結果にいたるまで、あらゆる情報を知っている。被験者の握力や脳の大きさ、彼らが１００メートルを歩くのにかかる時間も計算できる。参加者のうち10万人は遺伝子の解読がすでに終わっている。解読が完了した被験者は、24時間作動するアクティビティモニターを１週間装着するように依頼される。最近では、ｆＭＲＩ装置が導入されて、さらに別の10万人の検査が開始された。これらの情報だけでなく、バイオバンクは被験者の食生活、認知機能、職歴、消化器の健康状態などについても膨大なデータベースをすでに構築している。

ベンターとヒューマン・ロンジェビティ社の研究者たちも猛烈な勢いで情報を集めているが、UKバイオバンクの調査結果ほどしっかり人間の体を調べ上げられたとは到底思えない。それだけではなく、バイオバンクはこれまでの調査の追跡調査を開始し、進捗状況をグラフ化している。すでにバイオバンクは9000種類の表現型と固有のDNAとの相関を表にまとめている。

何兆個もの細胞がそれぞれ数十億個の遺伝子と相互作用し、数えきれないほどの生物学的相互作用を担う。気が遠くなるような数字だ。そのすべてが人間の二つの顔を明かす。一つは個人の顔で、その人だけのもの。もう一つの顔はあらゆる人間に共通する大規模な生物学的データベースを構成する情報だ。疑問はつきない。最終的な答えを持っている遺伝子変異はどれなのか、誰にわかるというのだろう。コーラーは、キャリコがいくつかの変異を把握していることには確信があったが、それでも5000種類もあるとは思えない。彼女は老化を止められる重要な遺伝子経路は5種類程度ではないかと考えていた。その通りなら、キャリコは死神の邪魔をし、体を修復する5種類の投薬計画を考案すればいいことになる。それでβの問題はすっかり解決する。

明らかな事実が一つある。最終的な答えは「人」ではなく、「物」から出てくる。カーツワイルのニューロボットや人間と機械のハイブリッドに恐らく答えはない。今のところはそうだ。しかし、機械がどんどん賢くなれば、今までにない思考法を思いつく。独自の考え方をするようになる。そうして、機械は新たな予言者となる。指数関数的な速度で積み重ねられていく大量のデータという聖なる捧げものをソフトウェアが読み取り、機械は人間を終わりに向かわせるのではなく、回復させることを学習する。想像してみてほしい。人間にとって究極の問題を機械が解決する。

何とも皮肉な話だ。

28　すべてはうまくいくのか

　死はすべての人間に忍び寄る。２０１６年の秋に、クレイグ・ベンターは前立腺がんの診断を受けた。ステージⅢだった。私は、彼がヒューマン・ロンジェビティ社（ＨＬＩ）のスタッフに連絡のメールを送ったその日に当人と会った。彼は定期的にヘルス・ニュークリアスで検査を受けていて、そこで病気が見つかったのだ。そんな知らせを歓迎する人間はいないだろう。特に１２０歳まで生きて天寿を全うするつもりなら、なおさらだ。彼は病気についてのゲノムのあらゆる情報を解明しようとがんばってきたが、自らにそれが降りかかってきた。皮肉な話だ。

　しかし、彼にとっては悪い話ではなかった。なんと素晴らしい。彼はネズミが走り回るダナンのクォンセット・ハットの劣悪な病院を今も鮮やかに記憶していた。彼はひどい切り傷ややけどを負った18歳の青年たちの治療にあたったが、彼らの命を救うことはできなかった。しかし、今ではＨＬ

Ｉという味方がいる。ＨＬＩは数百万人の人々が死をもたらす弾丸から逃れる手助けをしている。彼は自分の体でそれを証明する。ヘルス・ニュークリアスががんを発見し、悪さをする前立腺はすぐに手術で切除された。彼はがんから解放され、10年生存率は99パーセントになった。10年後には彼は80歳になる。だが、その頃には技術も10年分進歩しているはずだ。

そのような技術の進歩の勢いを止めないため、ベンターは２０１７年にＨＬＩは２０２０年までに１００万人のゲノム解読という目標を達成すると発表した。ＨＬＩはすでに最新鋭の最高級イルミナ製シーケンサーを配備し、作業を加速させていた。

一方、ＨＬＩの機械学習アルゴリズムはデータの学習を続け、解読を試みている大規模な遺伝子の辞書にさらに意味を付け加えようとしていた。研究者たちは、人間の染色体で特に重要な領域、6番染色体の塩基配列を調べる新たなアルゴリズムを開発した。免疫系の調整を担う6番染色体は、自己免疫疾患やがん、臓器移植の適合、アレルギーなどを理解するうえで特に重要だ。この領域についての知見が得られれば、これらすべての病気に効果のある新薬の開発が加速する。

２０１８年の初めに、ＨＬＩはヘルス・ニュークリアス・サービスを見直し、新たに2種類の基本プランを用意した。ＨＮＸとＨＮＸプラチナの2コースだ。プラチナコースの料金設定は変わらず2万５０００ドルで、継続を希望する場合は2年後から年間６０００ドルがかかる。このコースで利用できる最高級パッケージには、膀胱がんやうっ血性心不全、心房細動を発見できる最新検査が含まれ、全身ＭＲＩ、徹底的な臨床検査、体の化学組成と健康状態の完全スクリーニング検査、神経認知検査なども実施される。様々な医学分析に加えて、歩行やバランス機能の検査まで行われる。これらは明らかに大金持ちのためのプランだ。

以前からのシンプルなＨＮＸは大幅に値下げし、初回利用料金が４９５０ドルに設定された。このコースでは、全ゲノムの解読、全身ＭＲＩに加え、プラチナコースの対象となっているサービスの半分程度が受けられる。初回料金を支払った後は、年間２９５０ドルで体にひどいダメージを与える前にトラブルを見つけられる4種類の継続サービスを利用できる。

だが、このプランのすごいところは、ＨＬＩが世界50カ所にヘルス・ニュークリアスの施設を立ち上げることだ。ベンターは、これらがいずれは自分の医学革命を主流に押し上げるだろうと予測している。これらのセンターは、今後1年以内にアジア、ヨーロッパ、米国の各地で新設される。ベンターが自分流のやり方を貫けば、料金は今後も下がり続けるだろう。

すべてはうまくいくのか。ベンターは自分のオフィスを見回して微笑み、「成功させるしかないだろう」と言った。他にどんなやり方をすれば、ＨＬＩは１００万人分の統合ゲノムを手に入れられると言うのか。どうすれば世界中の医者たちに病気を防ぐタイミングは今であって、恐ろしい症状が現れてから手を打つのでは遅いということをわかってもらえるのか。

外野から見れば、ＨＬＩはすべてが順調に見えたかもしれない。しかし、内情は違った。ベンターが掲げる目標は野心的で、金がかかる。何人もの幹部が去り、会社はすさまじい勢いで金を消費し続けていた。２０１８年5月のある日、ＨＬＩの出資者と取締役会の過半数が電話会議で事業の停止に賛成する姿勢を表明した。ベンターは同意しなかったが、彼を除いた取締役は意見を変えず、話し合いは平行線をたどった。ベンターは、日の当たるＨＬＩのサンディエゴ・オフィスを自分が去る以外に道はないことを悟った。こうしてあっという間にかたはついた。

この退社劇は、ヒトゲノム計画の作業を加速させたセレラ社をベンターが去ったときの不気味な再現のようだった。２０００年の夏までにヒトゲノムの解読を完了させると全世界に発表したわずか18カ月後に、彼はそこを去った。当時、彼は「出資者から大きなプレッシャーをかけられ……綱渡りのような状況だ。ずっとカミソリの刃が横で待ち受けているように思えることもある」と話していた。[22]

両者の関係は苦い結末を迎えたが、今回はさらにＨＬＩが企業秘密を盗まれたとして、Ｊ・クレイグ・ベンター研究所（ＪＣＶＩ）を相手に訴訟を起こした。ベンターは相手方の主張を否定した。ＪＣＶＩの顧問弁護士スティーブン・ストラウスは、この申し立ては「事実無根で、法的根拠がなく、多数の事実誤認がある」と述べ、ＪＣＶＩは「このような主張には法手続きを進める中で断固とした対応をとる」と付け加えた。こうして、ベンターは取締役を外れ、ＨＬＩのＣＥＯの座を失い、ベンター、ハリリ、ディアマンディスの三巨頭は全員がＨＬＩを去った。

2018年7月、HLIはデビッド・カーロー博士を暫定CEOに、スコット・ソレンセンを暫定最高執行責任者に、ノア・ナセルを最高財務責任者にそれぞれ昇格させた。カーローとソレンセンは、ベンターのCEO時代に取締役として入社した。ナセルはそのすぐ後にやってきた。

カーローは、入社時にカリフォルニア大学サンディエゴ校で医師兼研究者として勤務していた。彼の専門は、ゲノム学と核磁気共鳴画像法を融合させて、全身のごく初期のがんを発見する新たな方法を見つけるための研究だった。皮肉なことに、彼の画期的な発見の一つが、前立腺がんの早期発見法だった。

ソレンセンは、キャリコと協力関係にあったアンセストリー・ドットコムで16年間最高技術責任者を務めた後で、HLIの一員になった。彼は、ゲノム学と技術の統合に注目し、さらに効率的で使いやすいHLIのヘルス・ニュークリアスのソフトウェア・プラットフォームに目を向けていた。

ベンターがHLIを離れた後、同社が次に進むべき方向性ははっきり決まっていなかった。会社の完全な解体も一つの選択肢だった。あるいはHLIの医療に革命を起こすという大事な約束をコスト削減に取り組みながら実現する道を模索する手もある。30日間の期限が設けられた。

2018年の夏の盛りに、新チームは別のアプローチにたどり着いた。ベンターが最初からずっと確固たるコンセプトに据えていた目標、病気の早期予防にHLIは引き続き力を入れていく。ヘルス・ニュークリアスのアプローチは変わらず中心に位置づけてMRIや他の最先端スキャン技術を導入し、ゲノム、メタボローム、マイクロバイオームの「オーム」のデータベースの拡大も続ける。

最大の変更点は、規模の縮小と会社がこれから動こうとする速度だ。世界各地の50カ所に開設が予定されていたヘルス・ニュークリアス・センターの計画は中止する。これらのセンターは費用がかかる上に、諸外国の規制の問題もあって負担が大きい。規模を拡大してもやっていけないというのが取締役会の見立てだ。さらに、ＨＬＩは１００万人分の統合ゲノム集めを今までほど積極的に進めず、もちろん２０２０年までという目標も取り下げる。

ＨＬＩの新たな戦略は、エアビーアンドビーやウーバーが宿泊や体験、流通業界を壊したように、従来の医療の中間段階をなくすことだ。サンディエゴにある現在のヘルス・ニュークリアス・センターはそのまま残す。だが、自社が所有する施設を世界的に展開すると費用がかさむため、ＨＬＩは長寿医療に関心のある医師や、加齢とともに増える病気を予防したり、進行を遅らせることを目指す病院やクリニックなどの様々な施設との提携を計画し始めた。ＨＬＩの提携先は、参加する患者の血液検査を実施し、ゲノム、メタボローム、マイクロバイオームの情報を集め、画像を撮影してＨＬＩに提供する。一方で、ヘルス・ニュークリアス・サービス（この頃にはコア・レポートと名を改めていた）はオンラインのインターフェースを提供し、あらゆるデータから判明した事実について利用者が専門家から説明を受けることができる。新たなアプローチのポイントは、ソフトウェア・プラットフォームとデータベース解析だ。ＨＬＩは費用をかけて全世界にＨＮＸセンターを建設しなくても、サービスを提供できる。

このモデルは、エアビーアンドビーで提携先のホストが世界中で数百万人のゲストに簡単にサービスを提供できるように用意されたバックエンド・ソフトウェア・プラットフォームとフロントエンド・インターフェースに似ている。ただしここでは、顧客の未来の健康状態を予言者のように見通せる可能性を秘めた人工知能がＨＬＩのプラットフォームの新たな武器となる。

カーローはこれを「精密健康分析の民主化」と呼んだ。別の言い方をすれば、ＨＬＩは以前より優れた医療のネズミ捕りを作りながら、同時に収益を上げ、最も重要なゲノムデータベースを拡大することができる。ヘルス・ニュークリアスのアプローチがうまくいっていたことは誰も疑わなかった。２０１６年末までにサンディエゴ・オフィスを５００人の顧客が訪れ、そのうちの30パーセントにそれまで気づいていなかった病気が見つかり、さらにそれを除いた利用者の14パーセントには命にかかわる恐れのあるまったく未知の健康問題が発覚した。それから2年近くが経った現在では、３０００人がヘルス・ニュークリアスを利用して、前者の数字は40パーセントに跳ね上がった。予防的アプローチは間違いなく結果を出している。しかも、健康にまったく問題はないと思っていた人々に病気が見つかっているのだ。

このような成功を踏まえて、カーローはＨＬＩが料金を下げ、提携先がもっと大手になれば、どうなるかを考えていた。理論上は、料金がもっと安くなれば、データベースと分析がさらに充実する。少なくとも、彼はそのような心づもりでいたし、希望は持てる。ヒトゲノムの塩基配列決定にかかる費用は、現時点でおよそ1000ドル。わずか3年前に比べて700ドルも下がった。さらに初回に実施するほとんどのHNXスキャンは1～2時間程度かかるのに対し、全身MRIは45分ほどで終わる。2020年までに、サービス利用料金は現行のHNX患者1人あたり5000ドルから1500ドル以下に下がり、全身MRIの所要時間は30分に短縮されるとカーローは予測する。一番大事なのは、過去の成功を土台にすることと、カーローが言うところのうまくいく「商業戦略」に重点的に力を入れることだ。

しかし、2019年初めの時点で、新生HLIはただの1社ともヘルス・ニュークリアスの業務提携契約を結ぶことができずにいた。それでもカーローは、会社の経営基盤はしっかりしており、提携先もまもなく見つかるだろうと主張した。2008年にエアビーアンドビーが設立されたとき、それから5年も経たないうちに100万室の予約が入るようになると誰が思っただろう。

ベンターの過去を振り返れば、HLIがたどった展開は十分に予想できたはずだ。質量が重力を生じさせるように、あの男はドラマを生じさせる。彼はカメではなく、ウサギなのだ。新しい試みに挑戦しよう。それが彼の信条だ。しかし、HLIにはキャリコほど潤沢な資金はなく、シリコンバレーの投資家たちの財布には限度額があった。ゲノム学者の誰かが言ったように、ベンターは理解しがたい男だ。彼はアイデアのままに生き、大きな目標を立てて、それを果たそうとする。うまくいくこともあれば、派手に転ぶこともある。

ベンターを止められるものがないわけではない。ベトナムやバッファロー、NHI、セレラで彼は挫折を経験し、HLIでもうまくいかなかった。それでも、老化を止めたいという彼の情熱はまったく衰えていない。HLIが原告となった訴訟で、同社はベンターが会社を辞めてすぐに「予防医療の余地」を探るための新会社の設立に向けて動き出したと主張した。係争中の内容であれ、真実であれ、この時点ではまだわかっていなかった事実であれ、ベンターは裁判中に多くを語ることはできなかった。2018年の夏が過ぎていく間に、ベンターと妻のヘザー・コワルスキーは「立て直し、評価のやり直し、ストレス解消」に時間を費やしたと語った。秋には、ベンターはJCVIの業務に復帰し、ユナイテッド・セラピューティクスのマーティン・ロスブラットとの臓器移植の共同研究に戻った。彼はあきらめたのか。そうとは思えない。彼のDNAにあきらめの文字はない。

29 プランA

あらゆる対話と質問を重ね、死を止められる可能性がある困難な道を探り、あちこちを行き来して5万マイルを旅し、人間にとって最期とは本当は何を意味するのかに思いをめぐらせた私は、ヒュー・ヒクソンがずっと心から離れないことに気がついた。そこで私はアルコーを再訪して、光り輝く低温容器と再生のときを待つ患者たちのそばをもう一度歩いてみることに決めた。そこには冷凍容器の林を守り続けるヒクソンがいた。ステンレス製の低温保存容器の間をよろめきながらも忠実に歩き、液体窒素をいっぱいまでつぎ足し、たまに、極寒の繭の中で不死を夢見る人々に軽くあいさつする。

ローレンス・ピルジェラム教授もまだそこでニューロ缶の一つにおさまっていた。だが、彼の家族はそのことを快く思っていない。家族はピルジェラムがニューロとして保管されることを希望していなかったとして、アルコーを相手どり、100万ドルの賠償請求を求める裁判を起こした。

だからといって、アルコーの会員たちが財団のサービスの利用をやめるようなことにはなっていない。私が最後にチェックしたときには、ニューロ会員A－1547のノーマ・ピーターソンが息を引きとっていた。彼女はアルコーの近くにある認知症向け介護施設に入所していた。そして、2月のある朝、彼女の心臓は力尽きた。FCPチームがすぐに駆けつけ、最終手順を施し、まもなくガラス化した彼女の体は契約した容器に収められた。

ヒクソンの言葉がよみがえる。「時間は私たちの敵だ。時間を止めることはできないが、時間の流れをものすごくゆっくりにすることはできるはずだ」。彼は言葉通りに行動していた。2015年4月にローレンス・ピルジェラムの心臓が動きを止めた日から、ノーマ・ピーターソンを含めて31人の患者がアルコーの低温室に加わった。アルコーの患者コーディネーター、ダイアン・クレメーンスは、この4年ほどの間に人体冷凍に対する世間の見方が変わってきたと言う。関心は大幅に高まった。今では毎日のようにアルコーのサービスについての問い合わせがあり、1カ月に1人程度のペースで会員が増えている。数年前には考えられなかった状況だ。

しかし、アルコーがプランBであることは変わらない。プランAはどこにあるのか。

キャリコが見つけた新事実

それにはキャリコが取り組んでいる。決定的な証拠が出たのは2018年初めの少し前と少し後だ。アーサー・レビンソンは研究所で発見された注目に値する二つの新事実を私に教えてくれた。どちらも科学の力で老化から逃れられる可能性があり、最終的にはゴンペルツの上昇曲線を長い平坦な線に変えられるかもしれない。つまり、若さがいつまでも保たれ、会社の設立目的が達成されるかもしれないということだ。

最初の発見は、シェリー・バッフェンスタインが連れ帰った常識破りのハダカデバネズミが関わっている。発見では、この生き物が疑いの余地なく老化を拒んでいることが明らかになった。[23]年月が過ぎても、彼らの心臓は衰えることがなく、メスは30歳を過ぎても繁殖を続け、体の組成、骨の質、代謝機能は若い頃からまったく変わらない。

これは、イカリア島の100歳以上の長寿者たちのように、単に成熟した高齢者になるまで生き続けるというだけの話ではない。100歳が10代の体と思考能力を持ったまま、はしゃぎまわっているようなものだ。もちろん、最終的にはこの小さな動物たちも死ぬことに変わりはないが、死因は老化ではない。おそらくは、争いや、遺伝子の問題による臓器や分泌腺などの異常が原因だと思われる。年をとったことが理由ではないのだ。レビンソンは、これが生き物に本来備わっている止められない殺人因子、βを哺乳類が打ち破れる可能性を示していると考える。キャリコは今、その秘密をホモ・サピエンスも分かち合えるのではないかと期待している。突き止めるまでにある程度の時間はかかるかもしれないが、少なくとも科学の力で何とか老化を止められそうなことがついに証明されたように思える。

キャリコの第二の発見は、コインの裏側を見せてくれた。つまり、若さを生み出す方法だ。この研究は、卵子と精子のコミュニケーション方法に関係がある。

あらゆる生物の卵子は、女性の体内で休眠状態のまま受精のときを待っている。しかし、体の他のあらゆる細胞と同じように、この待ち時間の間に卵子も老化し、小さな塊がたまっていく。時間によるダメージの痕跡だ。そのようなダメージを考えると、年をとった動物が若さのかたまりのような子供を生み出せることは不思議に思える。

線虫のC・エレガンスの精子の卵子に対するアプローチ（線虫も精子と卵子を持っている）を観察していたシンシア・ケニヨンのグループがその謎の答えを見つけた。彼女らは精子が化学信号を送って、卵子の中にあるリソソームと呼ばれる小器官の膜に刺激を与える現場を目撃した。そうすると、リソソームが長い指のように伸びてきて、ダメージを受けた細胞の塊をつかみ取り、破壊した。つまり、精子がやってきて受精の瞬間を迎える前に、卵子は完璧に若さを取り戻し、新しい命として生まれる準備が整っているわけだ。

これまでのところ、ケニヨンと共同研究者のK・アダム・ボーネルトがこの現象を目撃したのは線虫と、後で確認されたカエルだけだ。しかし、人間を含むすべての生き物に同じ仕組みが備わっているのではないだろうか。そう考える方が話の筋が通る。進化がこれほど有効に機能する仕組みを捨て去る理由はない。

似たような方法でリソソームを刺激し、老化によってダメージを受けた全身の細胞を切り刻み、心臓も肝臓も筋肉も皮膚も脳も骨も若返らせるような薬を人間が開発できるかもしれないという可能性の扉は開かれた。実現は可能なのだろうか。「たぶん」とケニヨンは言う。「まだ可能性の話だけれど。遺伝子工学からちょっとした助けを借りられればね」。

30　果てしない未来

素晴らしいことを実現するための四つの力のうち、最後の力である「成功」も軌道に乗り始めたことは間違いがなさそうだ。２０１８年5月、日本の厚生労働省は２０１９年から大阪大学の研究チームが進行性心不全の患者３人に1億個の幹細胞の注射投与を開始する許可を出した。[24] その後で実施される10人の患者が参加する2回目の治験が成功すれば、治療薬として発売される予定だ。

ワシントン大学の同じく２０１８年の研究では、心疾患を持つサルに人間の心臓の幹細胞を注射したところ、心臓が最大で正常時の3分の2程度まで機能を回復したことが明らかにされた。本質的に、この治療法は生物の時間を巻き戻し、肉体を若返らせるようだ。このようなアプローチがうまくいけば、心臓のダメージを抑えたり、ダメージを受けた大量の細胞を修復できるようになるだろう。脳卒中と心臓病は減り続けているが、それでもまだ世界第一位の死因となっている。

一方、シリコンバレーの億万長者たちが、投資先をハイテクから長寿研究に向ける傾向は変わらず、プロテウスなどのベンチャーキャピタルや、ハルシオン、バタフライ・サイエンスといった名前のスタートアップ企業に資金がつぎ込まれている。再生医学市場は2025年までに200億ドル規模に成長すると考えるアナリストもいる。

オーブリー・デ・グレイは、相変わらずいくつもの長寿研究プロジェクトに資金を提供している。その中には、アリゾナ大学やイェール大学の研究も含まれている。彼が運営するSENS研究財団はかなり順調で、2018年の初めにわずか25万ドルの融資を求められて、最終的に500万ドルを寄付したこともある。

ボブ・ハリリとピーター・ディアマンディスが設立したセルラリティ社は、2018年に投資家と取締役会からさらに2億5000万ドルを勝ち取った。取締役会にはライフコーチのカリスマ、トニー・ロビンズや、米食品医薬品局の元長官アンドリュー・フォン・エッシェンバッハ、ペプシとアップルでCEOを務めた経験のあるジョン・スカリー（彼は1985年にスティーブ・ジョブズをアップルから追い出している）らが名を連ねる。セルラリティの研究者たちは、再建術や整形外科的治療、創傷や火傷の治療に取り組み、12件以上の前臨床研究が進行中だ。ハリリは、胎盤幹細胞治療がまもなく主流になると予測している。そうなれば、最先端のバイオテクノロジーを最初に実用化できることになる。カーツワイルの第2のブリッジは予定よりも早く実現しそうだ。

セルラリティに設立当初から投資していたビル・マリスは、なんと同社の取締役に就任した。マリスが2016年にグーグル・ベンチャーズを辞めたときには、シリコンバレーの誰もが驚いた。彼はセクション32という名前の新たなベンチャー企業の立ち上げに向かって動き出し、3億5000万ドルを集めた。これまでに生命科学、医療、先進技術への投資実績があるが、最大の投資先（1億3300万ドル）はシリコンバレーのスタートアップ企業、アレクターだ。アレクターは、抗体技術とヒト遺伝学で新たに得られた知見を組み合わせて、アルツハイマー病をはじめとする各種認知症の新たな治療法を開発することを目的としている。

アルコーの取締役に名を連ねるピーター・ティールも忙しそうだ。最近では14社以上の医療やバイオテクノロジー関連の企業に投資をしている。若者の血液を高齢者に輸血するというパラバイオーシスへの関心も衰えてはいないらしい。カリフォルニア州モントレーのスタートアップ企業、アンブロシアは、若いドナーから提供された輸血用の血漿を1・5リットルあたり8000ドルで600人の顧客(平均年齢60歳）に販売した。誰にでも使える若返りの注射の登場が期待されるが、この治療法にどれほどの効果があるかはまだわかっていない。[25]

ピーター・ディアマンディスは、セルラリティの他に2社の長寿研究に取り組むベンチャー企業に関わる。そのうちの1社は、ハーバード大学の研究チームによって設立されたエレビアンで、ピーター・ティールが強い関心を持つ血液を用いた治療法を主に研究している企業だ。同社は「根本的な原因となっている老化の過程をターゲットに」して「再生能力を取り戻すための新たな医薬品を開発する」とうたっている。筋肉量が低下していくサルコペニアも、彼らが狙いを定める病気の一つだ。ディアマンディスが関わるもう一つのベンチャー、ファウンテンは、トニー・ロビンズも経営に参画し、セルラリティとも縁のある再生医療や長寿医療に携わる医療機関の世界的なネットワークを利用するようだ。ベンターが以前に考え出したＨＮＸのアイデアに似ているが、２０１９年の初めの時点で正式な発表は行われていない。[26]

このような動きの中で、今や保有資産が世界一となったアマゾンＣＥＯのジェフ・ベゾスは長寿研究に取り組むベンチャー企業に数千万ドルの資金をつぎ込み始めた。メイヨー・クリニックから支援を受けて体内の老化細胞を除去する方法を研究するユニティ・バイオテクノロジーもその一つだ。

かつて「今もマラリアや結核が存在するにもかかわらず、富裕層は自分たちの寿命を延ばすために資金を出している状況は、非常に自己中心的に思われる」と発言していたビル・ゲイツでさえ、長生きを追う時代の流れに乗っている。２０１７年の段階で、アルツハイマー病の治療費は高騰を続けていると彼は言う。米国だけでも２５９０億ドルに達し、このまま歯止めがかからなければ、２０５０年には1兆１０００億ドルまで増える可能性がある。過去2年の間に、ゲイツはアルツハイマー病と認知症の研究に1億ドルの私財を寄付すると発表した。[27]

しかし、状況は何と大きく変わったことだろう。2012年10月のあのディナーの夜に、パロアルトのラリー・ペイジの家で交わされた会話は突拍子もない夢物語のようにしか聞こえなかった。世界最強の連続殺人犯を止めようというのだから。だが、今やそれは現実になりつつある。2019年の初めに、アーサー・レビンソンはがんや神経変性を治療する新薬を開発するため、キャリコは医薬品企業のアッヴィと提携して初期段階の共同研究を開始したところだと話していた。彼の感触としては悪くなさそうだった。一方でキャリコは隣の敷地にも社屋を広げ、従業員数も200人に届きそうな勢いを維持している。ニーズと、意思と、資金と、科学の力のすべてが集まってきた。死の破滅は主流になりつつある。

さあ、これでどうなるだろう。

死神の手を逃れる

死神の手を逃れることはできるのか。私たちはまだそこまでたどり着いていないのか。そもそも、私たちは不死を本当に望んでいるのか。

永遠に生きることなど想像もできないと、口にする人々は少なくない。そんなのは間違ったことだし、身勝手で不自然だと言う人もいるし、ただ笑い飛ばす人もいる。他人に意見を押しつけるつもりはないが、こう思わずにはいられない。人が死ぬ準備が整うのは一体いつなのだろう。心から疑問に思う。いつの日か深淵をのぞき込み、今がその瞬間だと悟ったとき、私たちは何を考えるだろう。耐えがたい痛みに襲われているのでもない限り、私たちはみんな「待ってくれ。」と言うのではないだろうか。

死にたくないという欲求は強い。私たちの遺伝子の目的は、私たちを生かし、活動を続けさせて、より多くの子孫を作れるようにすることだ。その情報は文字通りＤＮＡに書き込まれている。おそらくはそのために、私たちはどこまでも続く物語を紡ぎ出し、死を凌駕する方法を想像し、天国や輪廻転生、極楽浄土、涅槃を生み出したのだろう。あるいは、レイ・カーツワイルの時間と場所のイメージの原点もそこにあるかもしれない。最後の日にはあらゆる人は天使のようになって、若い頃の姿に戻り、幻を見るようになる。死をあいまいにする、すてきなＳＦのおとぎ話だ。

しかし、死を逃れたいという強い欲求にもかかわらず、私たちは例外なく死ぬ。少なくとも、これまではそうだった。これまでずっとそうだったということは、墓場に向かう歩みをどうにかして止めることができれば、人間の歴史の大きな流れを変えるだけにとどまらず、死は現在の常識では理解しがたいような新たな形に変わるだろう。

未来の歴史学者たちが21世紀の最初の数十年間を振り返ったときに、その時点では老化を治療することはできず、死神は葬られていなかったことを知るだろう。いまだに、それは実現していないからだ。アルコーの患者は一人も生き返っていない。90歳が飲めばたちどころに30歳のようになる不老不死の薬をセルラリティが開発したという話も聞こえてこない。キャリコも300歳まで健康を保証する薬をまだ発売できていない。

そうはいっても、目をみはるような変化は起こっている。科学は死を凌駕しつつある。その一線を越えたのは、アーサー・レビンソンとグーグルがビル・マリスの魔法のランプのアイデアに乗った日、それにクレイグ・ベンターとピーター・ディアマンディスとボブ・ハリリがヒューマン・ロンジェビティ社を立ち上げた日だ。さらに、信じてもらえるかどうかはわからないが、これらのベンチャーが登場したのは、数十年前からレイ・カーツワイルが熱心に長生きの探求の道をつけ、オーブリー・デ・グレイからの大きな力添えもあったおかげだ。彼らは素晴らしい試みを動かす触媒となり、数十億ドルを長寿ビジネスに引き寄せた。

すでに画期的な発見がいくつも発表されており、今後5～10年の間にはさらに大きな進展が期待できる。最初のうち、進歩は小刻みかもしれない。例えば、関節炎や膝の痛み、臓器疾患を幹細胞で治療できるようになることが考えられる。次に、主にヒトゲノム学から得られた知見を活かして、がんや脳の機能低下に的を絞った新たな治療法が出てくるだろう。その後に、進化が昔から私たちに押しつけてきた老化をくい止め、さらには若返らせるような発見がなされるという流れになるのではないか。

これはすべて、作成者ですら完全には理解できないほどひどく込み入ったコードを使用して、わかりにくい人間の複雑な体の仕組みを人工知能がどんどん把握するにつれて、実現が近づく。今後台頭してくる世代の起業家や医師や研究者やコンピューター科学者が、かつてはいんちきだと思われていたものが実はそうではなかったことに気がつくにつれて、一つ一つの知見が確立されていく。

全人類が何百年も生きるようになったとき、世界はどうなるのだろう。そのようなシナリオは、どの方向にも転ぶ可能性がある。科学者たちが新たなマンハッタン計画（訳注　第二次世界大戦中に米国で進められた原子爆弾開発計画）を持ち出して、自分たちの研究がもたらした結果に恐怖するかもしれない。人間の数が増えすぎて、人類はこの星を焼き尽くし、不老不死を無意味なものに変えてしまうかもしれない。あるいは、イーロン・マスクが地球から何百万人もの人間を火星に運ぶ方法を見つけて、火星で商売を始める可能性だってある。

貧富の差が開いて、富裕層はますます富を増やして若返り、貧乏人は若返るための費用を払うこともできず、年月とともに老いていくのだろうか。それに、私たちは子供を作るのをやめてしまうのではないか。その可能性は否定できない。いわゆる開発途上国では、平均寿命が長くなるほど、子供の数が減る傾向にある。最近のニューヨークタイムズの世論調査では、米国の出生率が下がり続けている最大の理由は、子育てにかかる費用が高すぎるからだという。だが、もし人類が子を持たない種になれば、誰がファーストキスを経験し、初めての海を泳ぎ、人生初のばかげた大計画を思いつくだろう。それに、考えてもみてほしい。ほとんど同じような年齢に見える１００人の子孫と共に過ごす感謝祭とは一体どのようなものになるだろう。結婚400周年も祝われたりするのだろうか。娘を授かったとしても、300歳の母親と270歳の娘の間にはっきりとわかる違いはあるのだろうか。

私の知り合いの医師は、この素晴らしい新たな未来が実現した暁には、21歳になると同時にある選択をしなければならないようにすればどうかと提案した。子供をもうけて寿命のままに死を迎えるか、子供は持たずに非常に長い人生を生きるかの、どちらかを選ぶのだ。若さは保たれるかもしれないが、精神的にはしおれて枯れ、いつまでも揺り椅子で揺られながら、ツイッターのフィードをチェックし続けることになるのか。あるいは、時間の制約に縛られなくなったおかげで、心から大切に思える仕事を見つけられるのだろうか。体の時計の針が止まれば、家族や親しい友人と過ごし、失敗から学び、正しく人生を送るための時間がたっぷりできるかもしれない。ようやく私たちは満たされ、幸福になるのだ。

レイ・カーツワイルが思い描く素晴らしい未来が長く続き、人間は空飛ぶ天使のように能力を高められるだけでなく、私たちの想像を凌駕するほどの素晴らしい頭脳を手に入れて、自由に生きられるようになる可能性だってある。

人間の条件がひっくり返ることについても、考えるべきことはたくさんある。これらのいずれか、あるいはすべての可能性が、素晴らしい複雑精緻なタペストリーのように、まもなく私たちの前に広がろうとしている。何が起こるかはわからない。一つだけ確かなことは、果てしない未来が現実となったときには、世界がかつて目撃したことのないパラダイムシフトが起こるだろう。小惑星がすごい勢いで飛んでくるかもしれないし、地球外生命体が現れるかもしれないし、人間と同じくらい賢い機械が登場するかもしれない。

何が起こるにしても、退屈している暇はなさそうだ。

エピローグ　終わりの終わり

ある金曜日の午後、私はレイ・カーツワイルと一緒にいた。私は彼に時間が過ぎ去り、失われていくことについてどう思うかを尋ねた。近頃の彼はそのことについて多くを語りたくなさそうだった。カーツワイルは２００８年にボストンのマウント・オーバーン病院で心臓の僧帽弁を修復するための開胸手術を受けていた。これは生涯にわたって続く遺伝的な欠陥で、治療が必要だった。漏れる可能性のある心臓弁は、不老不死のレシピにはなりえない。

彼の手術にブタからとった新しい弁は必要なく、心臓の数カ所を縫い合わせるだけで済んだ。しばらくの間なら弁は問題なく機能するだろうというのが医師たちの見解だった。だから、私が死について の質問を持ち出してきたときに、彼は秘密を隠している子供のようににやりと笑ってみせた。「かなり不安は減ったよ」と彼は言った。「自分は死なないことがわかったからね」。

彼がそのような考えを持たない理由はない。ブリッジは進展している。ナノテクノロジーは進化し、人工知能アルゴリズムは日々忠実にホモ・サピエンスの死の謎を解き明かしにかかっている。動きは加速しており、実現は時間の問題だとカーツワイルは考えている。

これまでの流れを見ると、カーツワイルが子供の頃にジャクソン・ハイツで口にした約束を本当に実現させたことは疑う余地がなさそうだ。彼は世界を変えた。発明よりもアイデアの力の方が大きかったのは確かだが。永遠の生を探求する人間は他にもいたかもしれないが、レイモンド・カーツワイルのようなあきらめない強い気持ちを持ってこのメッセージを主流に押し上げた人間はいなかった。それに、指数関数的な成長の重要性を彼ほど強く訴え続けた者はいない。科学は人間と人工知能の必然とも言える融合によって前に進む。レビンソンやベンター、ハリリ、あるいはデ・グレイらと同じように、彼は以前にもましてどんな問題でも解決できると信じるようになっていた。それがたとえ、地上のあらゆる生物に死をもたらしてきた問題であったとしてもだ。

ベンターはヒューマン・ロンジェビティ社を設立して以来、大変な数年間を送ってきた。前立腺がんが発覚し、HLIを離れることになった。2017年8月には母のエリザベスが94歳で亡くなった。常日頃からベンターは、人間が直面し、死によってしか消えない究極の壁は、両親と自分を隔てる壁だと言っていた。母がこの世を去った今、壁もなくなった。

彼が墓に入ることを受け入れたというわけではない。彼に話を聞いたときに、自分自身の死についてどう思うか質問すると、70歳の誕生日を迎えたばかりの彼は、遺伝子の衰えを認めざるを得ないと思うことがあると答えた。だからといって、ただ手をこまねいているつもりは彼にはない。彼が70歳になって心底頭にきたことの一つは、連邦政府から年金の受給を開始しなければならないという連絡がきたことだった。70歳6カ月になると、受け取りを希望するかどうかに関係なく、年金を受給しなければならないと法律で決まっている。だが、年金は年寄りが受け取るもので、彼が受け取るいわれはない。さらに悪いのは、これで世間では70歳がどう見られているかがわかったことだ。棺桶に入り、最愛の人がみんなの前で故人がどれほど素晴らしい人だったかを消え入りそうな声で話すときがやってくるのも時間の問題だと思われているのだ。彼は今でも100歳まで元気に生きて、87歳になってもベトナムに行く前のようにヨットを乗り回し、バイクを走らせるつもりでいる。それに、やり残したことはまだたくさんある。前立腺やHLIのことは脇において、彼はそれに取り組み続けるつもりだ。

アーサー・レビンソンは、がんにかかったこともなければ、検査のために胸を開けられたこともない。だが、彼はクレイグ・ベンターやレイ・カーツワイルと同じくらい幸運に恵まれたおかげで生きている。彼の母親は30代で、父親は60代でそれぞれ別の病気で亡くなったが、これまでのところ、彼はこれらの遺伝子から逃れられてきたようだ。

一度ならず、レビンソンは私に自分の寿命を延ばすために多くの時間はかけてこなかったと話している。さらに言えば、キャリコが長寿研究を行う会社であるにもかかわらず、彼自身が永遠に生きることははなから考えていない。サプリメントは飲まない。MRIも撮らない。遺伝子検査も受けない。アルコーにも入会しない。少しばかりのテニス以外にほとんどカロリーを消費する機会はない。ただし、歩くことは別だ。レビンソンほどせっせと歩く人間はめずらしい。彼のアップルウォッチは、1日に4マイル、およそ1万歩の歩数を毎日記録している。歩いている場所はほとんどがキャリコの廊下や研究所で、ユリの池や中つ国をちらりとのぞくこともある。魚をたくさん食べ（もうオレンジラフィーを食べることはない）、最近手に入れたばかりの、デジタルセンサーストリップと組み合わせて良質な睡眠をとれているかどうかを教えてくれるアプリをとても気に入っている。これまでのところ、彼の睡眠効率はかなり優秀だ。睡眠中の心拍数は毎分44～49回、呼吸数は毎分11回に保たれている。

私がレビンソンに年を取ることについてどう思うかを尋ねたとき、彼の答えは私を驚かせた。私は彼がその質問には答えないだろうと思っていたせいもある。彼は死に魅せられながら、同時に死を完全に否定していた。皮肉な人生を彼は生きてきた。だがその日、レビンソンは正面から質問に答えてくれた。彼の最大の心配事は、自分が大切にしている人々を失うことであり、そのことについてはあまり考えないようにしていると言った。彼は自分がどれほど幸運に恵まれているかを見つめる方がいいと思っている。人々は、幸運にしろ不運にしろ、運の重要性というものをあまり考えていない。絶対に自分が他人よりも優れていると思ってはいけない、と彼は言う。運によって持ち上げられることもあれば、叩き落されることもあるからだ。もし自分が素晴らしい才能や独創性の持ち主、あるいは非常に優秀で、自分だけの力で成功したと思っている人間がいたら、そいつは大馬鹿野郎だ。そんな人間に限って、死を否定してかかる。いつか死ぬなんて考えないで、ずっと11歳のままの気分でいるのだろう。

最後の旅

レビンソンとそんな会話を交わしてからまもなく、私は最後の旅に出た。末期がんを宣告されたスタマティス・モライティスの故郷で、彼がその後の35年を過ごしたイカリア島の再訪だ。伝説では、ここでイカロスの羽根が折れ、墜落して命を落としたと言い伝えられている。

イカリア島の住民たちは、島の名前の由来になった人物が死んだと言われる場所の正確な位置を親切に教えてくれた。私はその場所に向かった。だが、たどり着くのは簡単ではなかった。そこは島の西側にある急な崖のふもとで、集落からは離れた場所にあった。大きな花崗岩の平板が目印だった。たっぷり1エーカーはある傾いた岩は、怒った神がエーゲ海に向かって投げつけたように見えた。

私はその上に立った。自分がちっぽけに感じられる。私はどこまでも真っ青な空を見上げた。イカロスが空高く舞い上がり、貿易風に乗って大空を飛び、突然私が立っている場所のすぐそばに落下する様子を私は想像することができた。ほんの一瞬前までは自由を手に入れ、力にあふれて不可能を可能にしたはずだった少年は、必死に叫びながら羽ばたこうとするが、頭上に輝く熱い太陽が彼の大きな羽根を溶かし、羽根はもはや使い物にならない。

この物語は、死と科学、欲求と高慢、そして母なる自然への不用意な手出しを暗黙のうちに表現している。それは人間の誕生とともに生まれた。イカロスは自分が自然の法則を飛び越えて、何でもできるようになったと思い込み、太陽の近くまで飛び過ぎた。当時の偉大な科学者で発明家だった彼の父親のダイダロスは、高く飛び過ぎないように警告していたが、イカロスは自分を抑えられなかった。不可能はそんな風に人を酔わせる。

人類はどんな道を選ぶだろう。太陽に近づきすぎるまで飛んでいくのだろうか。あるいは、ダイダロスがイカロスに与えた忠告に従うのか。「いいかい、空を飛ぶときには、決して高く飛び過ぎてはいけないよ」。どうなるかはわからない。人間がどうするかは予測がつかない。しかし、頭上いっぱいに広がる輝かしい空を眺めていると、次の、もっと大きな疑問がわき上がってくる。永遠の命が実現したときに、私たちは永遠を生き続けることができるのだろうか。

謝辞

感謝の言葉は、最初に妻であり、親友であり、家族の要であるシンディに述べないことには始まらない。彼女なしでは、この原稿を書き上げることはできなかった。シンディは時々、私に「この不老不死の本のせいであなたが死ぬわよ」と言った。しかし、大変だったのは私よりも彼女の方だったのではないかと思う。私の常軌を逸した旅行や首をかしげたくなるような行動、本の構想や問題や新しく見つけた情報についていつまでも語り続ける時間に、彼女は日常的に付き合わなければならなかった。しかも、私が書き直した原稿を読んでくれるように頼むたびに、彼女はいつも目を皿のようにして進んで読んでくれた。私が３００年でも４００年でも生きていたいと思うのは、彼女の存在が大きい。彼女は、私たちが彼女のように物事を見抜く力があり、心が温かく、知的で、忍耐強く、愛情あふれる人間になれたなら、人類には希望があるという事実を証明する、確かな証拠だ。私たちの子供たち、モリー、スティーブン、ハンナ、アニーにも同じことが言える。4人は発案の段階から本が完成するまで、ずっと私を支えてくれた。

もちろん、『不老不死カンパニー（原題）』が完成するまでには他にも多くの人々にご協力いただいた。ナショナルジオグラフィック協会と、今回のプロジェクトは「伝統的な」ナショナルジオグラフィックのツアーではなかったにもかかわらず、プロジェクトの開始当初から支援をいただいた協会のツアー責任者のレベッカ・マーティンに心から感謝を申し上げたい。この支援がなければ、本書でこれほど突っ込んだ調査は実現しなかった。エージェントのロブ・マッキルキンに深い感謝を捧げる。「冷静」という言葉はロブのミドルネームにふさわしい。「知的」「鋭い」もいいかもしれない。個人としても編集者としても彼のサポートは極めて重要で、彼の力なしではこの本が世に出ることはなかっただろう。ナショナルジオグラフィックパートナーズの編集者の皆さんにも大変お世話になった。内容を無理やり科学本やハウツー本の型に押し込めるのではなく、本書のアイデアと複雑に絡み合うたくさんのテーマを生かしてくれた。担当編集者のスーザン・ヒッチコックはとびきり有能で、熱意があった。執筆中ずっと、彼女は本の流れと重要な目標をしっかり押さえ、最終稿が完成するまでよりよい本にするための協力を惜しまなかった。本全体の構成を提案し、最初から最後まで鋭い指摘でサポートしてくれたヒラリー・ブラックにも同じことが言える。

ピッツバーグ大学で博士号を目指して勉強中のサンジャナ・ベンディにも、途方もなく長いインタビューを正確に文字に書き起こしてくれたお礼を言いたい。どれほど題材がややこしくても、会話が要領を得なくても、彼女はいつも何とかして私のつたない言葉の数々を素晴らしい文章に仕上げてくれた。友人たちや信頼されるリーダーたちにも、変わらぬ感謝を伝えたい。文章を読むのは、恐ろしく時間のかかる作業だ。同じ原稿のいくつものバージョンを読むのは、大変さも2倍（あるいはそれ以上）だろう。それにもかかわらず、エリック・ルービン、フラン・ジョーンズ、シェリル・ピアース、ウェンディ・ロバーツ、それに私の娘のモリー・ウォルターとハンナ・ウォルターは時間をかけて率直かつ鋭い意見を聞かせてくれた。

最後に、私が大演説をぶって、本を書くために必要なインタビューをしつこくお願いしたすべての人々に感謝する。長時間の対面、電話、メールでのインタビューに応じてくれたレイ・カーツワイル、アーサー・レビンソン、クレイグ・ベンター、オーブリー・デ・グレイ、ロバート・ハリリにはとても感謝している。ビル・マリス、デビッド・ボットスタイン、ハル・バロン、シンシア・ケニヨン、ダフニー・コーラー、アマリオ・テレンティ、リッカルド・サバティーニ、ケン・ブルーム、ブラッド・パーキンス、ヘザー・コワルスキー、マックス・モア、ナターシャ・ビータ＝モアをはじめとする多数の方々にもお礼を申し上げる。多数のインタビューを手配してくださったキャリコ研究所のエイミー・マーキーには特別な感謝を捧げたい。取材を始めた当初から、レイ・カーツワイルは特に力になってくれた。彼自身の予定を開けるだけでなく、アーサー・レビンソンやクレイグ・ベンターを紹介してくれた。

ここで名前を挙げた全員が、私が書こうとしていた本の完成を助けてくれた。本書に良いところがあったなら、それは彼らのおかげだが、もし間違いがあれば、それは私の責任だ。

Reverse Alzheimer's in First Test(最初の試験で若者の血液によるアルツハイマー病の回復効果はほとんど示されず)」(sciencemag.org/news/2017/11/blood-young-people-does-little-reverse-alzheimer-s-first-test)を参照。ただし、研究者たちはあきらめておらず、研究はまだ続いている(https://sanfrancisco.cbslocal.com/2017/11/06/could-blood-plasma-be-the-fountain-of-youth/)。

26. 2018年春、トニー・ロビンズはフェイスブックに自分は幹細胞治療を終えたばかりで「脊椎管狭窄症と、最近の回旋筋腱板損傷のせいで苦しめられていた耐えがたい肩の痛みから救われた」と投稿した(facebook.com/TonyRobbins/posts/10156548872894060)。手術は、パナマのパナマ市にある幹細胞研究所で行われた。

27. ゲイツは2017年11月に、英国の認知症研究基金に5000万ドルを寄付し、さらにアルツハイマー研究に特化したスタートアップ企業数社にも5000万ドルを寄付することを発表した。デニス・カムの「Bill Gates Is Investing $100 Million in Alzheimer's Research, Citing Family History(ビル・ゲイツが認知症の家族歴に言及し、アルツハイマー研究に1億ドルを投資)」(www.forbes.com/sites/denizcam/2017/11/13/microsoft-billionaire-bill-gates-is-investing-100-million-in-alzheimers-research/?sh=4e59086d328f)を参照。

と、がんの発症率が低下する可能性が示された。詳細は、J. R. Ruiz, X. Sui、F. Lobelo、et al.、「Muscular Strength and Adiposity as Predictors of Adulthood Cancer Mortality in Men(筋力と肥満度から成人男性のがん死亡率を予測できる)」、Cancer Epidemiology Biomarkers and Prevention 18, no. 5 (2009): 1468–76, doi:10.1158/1055-9965.EPI-08-1075、https://pubmed.ncbi.nlm.nih.gov/19366909/を参照。筋力を高めると寿命が延びるという相関関係が示されたもう一つの研究は、Jonatan R. Ruiz、Xuemei Sui、Felipe Lobelo、James R. Morrow、Allen W. Jackson、Michael Sjöström、et al.、「Association Between Muscular Strength and Mortality in Men: Prospective Cohort Study(男性における筋力と死亡率の関連性:前向きコホート研究)」、BMJ 337 (2008): https://pubmed.ncbi.nlm.nih.gov/18595904/を参照。

26　シンギュラリティの種

20. 初期の短編集から予兆はあったが、アイザック・アシモフが簡潔にして美しいロボット三原則を創案したのは1942年に発表され、1950年に有名な短編集『われはロボット』に収録された短編「堂々めぐり」だった。ロボット三原則は次のような内容になっている。「第一の原則、ロボットは人間に危害を加えてはならない。また、危険を看過することで人間を危険にさらしてはならない。第二の原則、第一の原則に反しない限り、人間から与えられた命令にロボットは必ず従わなければならない。第三の原則、第一と第二の原則に反しない限り、ロボットは自己を守らなければならない。」

27　新たな予言者

21. 皮肉なことに、クレイグ・ベンターとHLIが利用していたDNAシーケンサー開発企業のイルミナ社は、2018年に12億ドルでパシフィック・バイオサイエンスの買収に同意した。

28　すべてはうまくいくのか

22. ニコラス・ウエイド2002年4月30日付ニューヨークタイムズ「Thrown Aside, Genome Pioneer Plots a Rebound(見捨てられたゲノム学のパイオニアが再起を図る)」、www.nytimes.com/2002/04/30/health/thrown-aside-genome-pioneer-plots-a-rebound.html。

29　プランA

23. マンマリアン・ゲノム誌で発表されたキャリコの科学論文は、www.ncbi.nlm.nih.gov/pmc/articles/PMC4935753/から読むことができる。

30　果てしない未来

24. これは人工多能性幹細胞(iPS細胞)の初めての臨床応用例となった。カタリナ・ツィマーの「First iPS Cell Trial for Heart Disease Raises Excitement, Concern(心臓病における初のiPS細胞の治験で興奮と懸念が交錯)」(the-scientist.com/news-opinion/first-ips-cell-trial-for-heart-disease-raises-excitement-concern-64743)を参照。

25. これまでに、アルツハイマー病患者に若い人の血漿を移植して有効な治療効果が得られたというエビデンスはほとんどない。ジョセリン・カイザーの「Blood From Young People Does Little to

20　輝く星たち

14. 顔プロジェクトの結果は、2016年に公開されたサバティーニのTEDトーク、ted.com/talks/riccardo_ sabatini_how_to_read_the_genome_and_build_a_human_ beingでも知ることができる。

22　広告は誰もが目にする

15. スタマティスは、がんの診断を受けてから35年後の2013年2月3日にこの世を去った。享年は98歳か、あるいは102歳だとされる。彼の正確な誕生日はわかっていなかった。詳しくは、pappaspost.com/remembering-stamatis-moraitis-man-who-almost-forgot-die/の記事をお読みいただきたい。

24　医学に革命を起こす

16. ヘルス・ニュークリアスから得られた所見の詳細は、ヒューマン・ロンジェビティ社の論文「Precision Medicine Screening Using Whole-Genome Sequencing and Advanced Imaging to Identify Disease Risk in Adults(全ゲノムシーケンシングと高度イメージングを利用した精密医療スクリーニング検査による成人の疾病リスクの特定)」(www.biorxiv.org/content/10.1101/133538v1)を参照。のちに、この論文は米国科学アカデミー紀要(PNAS)(doi:10.1073/pnas.1706096114)で発表された。サイエンス誌に掲載されたライアン・クロスの記事「This $25,000 Physical Has Found Some 'Serious' Health Problems.Others Say It Has Serious Problems(この2万5000ドルの健康診断がいくらかの「重大な」健康問題を発見。これこそが重大な問題であるとの意見も)」(www.sciencemag.org/news/2017/05/25000-physical-has-found-some-serious-health-problems-others-say-it-has-serious)も参考になる。

25　スーパー細胞

17. マーティン・ロスブラットは、ゲオスターの前社長で、世界で最も多額の報酬を得ているトランスジェンダーだ。2013年に彼女が稼ぎ出した金額は3800万ドルに及ぶ。www.washingtonpost.com/lifestyle/magazine/martine-rothblatt-she-founded-siriusxm-a-religion-and-a-biotech-for-starters/2014/12/11/5a8a4866-71ab-11e4-ad12-3734c461eab6_story.htmlを参照。

18. この驚くべき事件の詳細は、2018年11月28日のニューヨークタイムズ紙に掲載されたパム・ベラックの記事「Chinese Scientist Who Says He Edited Babies' Genes Defends His Work(赤ちゃんの遺伝子を操作したことを告白した中国の科学者が自らの行為を擁護)」と、2018年11月26日に米ナショナル・パブリック・ラジオの番組モーニング・エディションで放送されたロブ・スタインの「Chinese Scientist Says He's First to Create Genetically Modified Babies Using Crispr(中国の科学者がCRISPRで世界初の遺伝子組み換えベビーを生み出したと発言)」(npr.org/sections/health-shots/2018/11/26/670752865/chinese -scientist-says-hes-first-to-genetically-edit-babies)を参照。

19. 老化と筋肉量の減少の関係を示す研究は二つある。この研究では、筋肉量と運動量を増やすくなった時点でノーベル委員会は調査を終えておらず、最終決定も下されていなかった。さらに、どの賞も1回の受賞者は3人までとされている。だが、ワトソンとクリックが、DNA分子の初めてのX線画像を世に出した彼女の役割はたいしたことがないようなふりをしていたのではないかという疑惑は存在する。実際のところ、彼女が撮影したX線写真は彼らの研究にとって極めて重要な意味を持っていた。1962年、ワトソンは自分とクリックがノーベル生理学・医学賞（彼らが実際にもらった賞だ）を受賞し、ウィルキンスとフランクリンはノーベル化学賞を受賞するべきではないかという主張をした。後になってから、フランクリンの業績の重要性に関する情報が次々と明らかになった。1982年、フランクリンの同僚で彼女の遺言状の受託者でもあったアーロン・クルーグがノーベル化学賞を受賞した。受賞理由となった研究は、フランクリンが始めて、彼女の死の前にクルーグに引き継いだものだった。もし彼女が生きていれば、1982年のノーベル賞は彼女が受賞していたに違いない。

12　加速を加速させる

9. これは正しくなかった。実際には、2015年、2016年、2017年の米国の平均寿命は20世紀初頭以来初めて減少した。最大の理由は、オピオイド系鎮痛薬の過剰摂取と自殺率の上昇だった。最近になって、カーツワイルは2029年以降は毎年平均寿命が1年ずつ延びていくという予測を出した。

15　檻の中の戦い

10. スティーブ・ジョブズが本当に「宇宙に爪痕を残す(put a dent in the universe)」と言ったのかどうかについては、疑いも残る。1985年のプレイボーイ誌のインタビューで、ジョブズはよく似た表現(ding in the universe)を使っている（訳注　「dent」も「ding」も「くぼみ」や「跡」のような意味がある）。インタビュー全文の復刻版はhttps://longform.org/search?utf8=%E2%9C%93&q=playboy-interview-steve-jobs&に掲載されている。

17　ヒューマン・ロンジェビティ

11. ハリリが取得した特許の説明はpatents.justia.com/patent/7045148に掲載されている。

Part 4　成功

18　死神の手を逃れる

12. 正確に言えば、この方程式はゴンペルツ－マケハムの死亡率の法則と呼ばれる。ゴンペルツが最初に考えた方程式には「γ」が入っていなかった。この変数は、英国の保険数理士で数学者でもあったウィリアム・マケハムによって1800年代の半ばに追加された。ゴンペルツの法則についての詳細は、B・I・シクロフスキーの「A Simple Derivation of the Gompertz Law for Human Mortality（人間の死亡率に関するゴンペルツの法則の簡単な導出）」を参考にしていただきたい。
13. 「ε」は一般的に無視できる程度のわずかな影響を表す変数として使用されることが多い。

脚注

Part 1　ニーズ

1　長い待ち時間

1. ピッツバーグ大学医療センターでは現在、銃で撃たれたり、自動車事故などで重傷を負って大量出血を起こした人に同様の処置を試験的に行っている。

2　ベビーブーム世代、飛躍的な科学の進歩、若返りの泉

2. ヘブンズ・ゲートは1974年に米国で設立されたUFOを信仰するカルト宗教だ。カリフォルニア州サンディエゴを拠点に活動していたが、1997年3月26日に集団自殺を遂げた39人の信者の遺体を警察が発見した。彼らはそうすることでヘール・ボップ彗星を追う宇宙船に乗れると信じていた。

3　長生きへの道

3. 1899年、がんは米国の死因の第7位だった。
4. 詳細は、米国がん研究所のウェブサイト https://www.cancer.org/latest-news/を参照。

4　忍び寄る老いの影

5. 詳細はhttps://www.who.int/mediacentre/news/releases/2012/dementia_20120411/enを参照。

Part 2　意志

8　カーツワイル

6. フランク・ローゼンブラットは1957年に有名な「パーセプトロン」アルゴリズムを考案した。パーセプトロンは人間の思考過程を再現した一種のニューラルネットワークを使用して、試行錯誤を繰り返しながら新しいことを学習できる最初のコンピューターだ。マービン・ミンスキーも数多くの着想を持っていたが、一番のお得意は人工ニューラルネットワークだった。ローゼンブラットもマービンも、いつかは人間のようにふるまう機械を作れるはずだと信じていた。
7. のちにクライナーは長きにわたってカーツワイルのビジネスパートナーとなり、カーツワイルの会社の多くで最高財務責任者を務めた。

10　生きる価値のある人生

8. ロザリンド・フランクリンがノーベル賞を受賞できなかった事情は複雑だ。彼女は1958年に死去したため、ノーベル賞の受賞資格を失った。ノーベル賞を死後に受賞することはできない。彼女が亡

Tullis, Paul. “Are You Rich Enough to Live Forever?” Town and Country, March 30, 2017.

Van Meter, Michael, Andrei Seluanov, and Vera Gorbunova. “Wrangling Retrotransposons—These Mobile Genetic Elements Can Wreak Havoc on the Genome.” The Scientist, March 1, 2015.

Wade, Nicholas. “Scientist's Plan: Map All DNA Within 3 Years.” New York Times, May 3, 1998.

——. “Craig Venter: A Maverick Making Waves.” New York Times, July 27, 2000.

White, Mary C., Dawn M. Holman, Jennifer E. Boehm, Lucy A. Peipins, Melissa Grossman, and S. Jane Henley. “Age and Cancer Risk; A Potentially Modifiable Relationship.” The American Journal of Preventative Medicine 46, no. 3, Suppl. 1 (2014): S7–S15. https://pubmed.ncbi.nlm.nih.gov/24512933/.

Williams, Ruth. “The Aging and Inflammation Link: A Protein That Keeps the Immune Response in Check Leads a Double Life as an Anti-Aging Factor.” The Scientist, May 24, 2012.

World Alzheimer Report 2015: The Global Impact of Dementia. Alzheimer's Disease International, January 2016.

May 14, 2007.
Park, Alice. "Alzheimer's from a New Angle." Time, February 11, 2016.
———. "In 40 Years of Cancer Research, How Far Have We Come?" Time, September 21, 2011.
Pringle, Heather. "Long Live the Humans." Scientific American, October 2013.
Rosa, Cheryl, Judith Zeh, J. Craig George, Oliver Botta, Melanie Zauscher, Jeffrey Bada, and Todd M. O'Hara. "Age Estimates Based on Aspartic Acid Racemization for Bowhead Whales (Balaena mysticetus) Harvested in 1998–2000 and the Relationship Between Racemization Rate and Body Temperature." Marine Mammal Science, July 2013.
Rosenthal, Elizabeth. "Bird Flu Going to East Africa, United Nations Officials Fear." New York Times International, October 20, 2005.
Ruby, J. Graham, Megan Smith, and Rochelle Buffenstein. "Naked Mole-Rat Mortality Rates Defy Gompertzian Laws by Not Increasing With Age." eLife 7 (2018): e31157. elifesciences.org/articles/31157.
Shermer, Michael. "Radical Life-Extension Is Not Around the Corner-Can Science and Silicon Valley Defeat Death?" Scientific American, October 1, 2016. scientificamerican.com/article/radical-life-extension-is-not-around-the-corner.
Sifferlin, Alexandra. "How Silicon Valley Is Trying to Hack Its Way Into a Longer Life." Time, February 16, 2017.
Simon, Stacy. "Cancer Statistics Report: Death Rate Down 23% in 21 Years." The American Cancer Society, January 7, 2016.
Smith, Robin L. "The Regeneration Generation: A Conversation With Bob Hariri, Vice-Chairman and Co-Founder of Human Longevity Inc." Huffington Post, November 26, 2014.
Swisher, Kara. "Former Google Ventures CEO Bill Maris Has Decided Not to Go Ahead With a New $230 Million Health Care Fund." Recode, December 9, 2016. https://www.vox.com/2016/12/9/13901306/ceo-bill-maris-not-doing-230-million-health-care-fund.
Tchkonia, Tamara, Yi Zhu, Jan Van Deursen, Judith Campisi, and James L. Kirkland. "Cellular Senescence and the Senescent Secretory Phenotype: Therapeutic Opportunities." The Journal of Clinical Investigation, March 1, 2013.
Terry, Mark. "New Jersey Startup Celularity Launches With Clinical Assets From Big Name Biotechs." BioSpace, August 22, 2017.
The Scientist Staff. "How We Age: From DNA Damage to Cellular Miscommunication, Aging Is a Mysterious and Multifarious Process." The Scientist, March 1, 2015. the-scientist.com/features/how-we-age-35872.

January 6, 2015. cell.com/cell-reports/pdf/S2211-1247(14)01019-5.pdf.

Keep, Elmo. "Can Human Mortality Really Be Hacked?" Smithsonian, June 2017.

Kirkwood, Thomas. "Why Can't We Live Forever?" Scientific American, September 2010.

Kurzweil, Ray. "How My Predictions Are Faring: An Update by Ray Kurzweil." Kurzweil Accelerating Intelligence (blog), October 1, 2010. www.kurzweilai.net/images/How-My-Predictions-Are-Faring.pdf.

Lamming, Dudley W., and Sabatini, David M. "A Radical Role for TOR in Longevity." Cell Metabolism 13, no. 6 (2011): 617–18. cell.com/cell-metabolism/fulltext/S1550-4131(11)00186-0.

Lewis, Kaitlyn N., Ilya Soifer, Eugene Melamud, Margaret Roy, R. Scott McIsaac, Matthew Hibbs, and Rochelle Buffenstein. "Unraveling the Message: Insights Into Comparative Genomics of the Naked Mole-Rat." Mammalian Genome 27, no. 7–8 (2016): 259–78. www.ncbi.nlm.nih.gov/pmc/articles/PMC4935753.

López-Otin, Carlos, Maria A. Blasco, Linda Partidge, Manuel Serrano, and Guido Kroemer. "The Hallmarks of Aging." Cell, June 6, 2013.

Masci, David, and Funk, Carolyn. "Living to 120 and Beyond: Americans' Views on Aging, Medical Advances and Radical Life Extension." Pew Research Center, August 6, 2013. pewforum.org/2013/08/06/living-to-120-and-beyond-americans-views-on-aging-medical-advances-and-radical-life-extension.

——. "To Count Our Days: The Scientific and Ethical Dimensions of Radical Life Extension." Pew Research Center, August 6, 2013. pewforum.org/2013/08/06/to-count-our-days-the-scientific-and-ethical-dimensions-of-radical-life-extension.

McCracken, Harry, and Lev Grossman. "Google vs. Death: How CEO Larry Page Has Transformed the Search Giant Into a Factory for Moonshots." Time, September 30, 2013. doi.org/10.1038/s41588-018-0062-7.

Miller, Claire Cain, and Pollack, Andrew. "Tech Titans Form Biotechnology Company." New York Times, September 18, 2013.

Moustafa, Ahmed, Chao Xie, Ewen Kirkness, William Biggs, Emily Wong, Yaron Turpaz, Kenneth Bloom, Eric Delwart, Karen E. Nelson, J. Craig Venter, and Amalio Telenti. "The Blood DNA Virome in 8,000 Humans." PLOS/Pathogens 13, no. 3 (2017): e1006292. doi.org/10.1371/journal.ppat.1006292.

Ocampo, Alejandro, Pradeep Reddy, Paloma Martinez-Redondo, Aida Platero-Luengo, Fumiyuki Hatanaka, Tomoaki Hishida, Mo Li, David Lam, et al. "In Vivo Amelioration of Age-Associated Hallmarks by Partial Reprogramming." Cell, December 15, 2016.

O'Keefe, Brian. "Ray Kurzweil—The Smartest (or the Nuttiest) Futurist on Earth." Fortune,

Noncoding Genome Defined by Genetic Diversity." Nature Genetics 50 (2018): 333–37. nature.com/articles/s41588-018-0062-7.

Friend, Tad. "The God Pill." The New Yorker, April 3, 2017.

Golden, Frederick, and Michael D. Lemonick. 2000. "The Race Is Over." Time, July 3, 2000.

"Google Announces Calico, a New Company Focused on Health and Well-Being." News from Google, September 18, 2013. googlepress.blogspot.com/2013/09/calico-announcement.html.

Gump, Jacob M., and Andrew Thorburn. "Autophagy and Apoptosis—What's the Connection?" Trends in Cell Biology 21, no. 7 (2011): 387–92. www.ncbi.nlm.nih.gov/pmc/articles/PMC3539742.

Hariri, Robert J. "Method of Collecting Placental Stem Cells." U.S. Patent No. 7045148; Filed: December 5, 2001. patents.justia.com/patent/20020123141#history.

Herships, Sally. "There Are More Adult Diapers Sold in Japan Than Baby Diapers." Marketplace, August 29, 2016. market place.org/2016/08/09/world/japans-changing-culture.

Highfield, Roger. "What's Wrong With Craig Venter?: Multi-Millionaire Maverick, Says He Can Help You Live a Better, Longer Life." New Republic, February 2, 2016.

Hou, Yujun, Sofie Lautrup, Stephanie Cordonnier, Yue Wang, Deborah L. Croteau, Eduardo Zavala, Yongqing Zhang, et al. "NAD+ Supplementation Normalizes Key Alzheimer's Features and DNA Damage Responses in a New AD Mouse Model With Introduced DNA Repair Deficiency." PNAS 115, no. 8 (2018): E1876–85. www.pnas.org/content/115/8/E1876.

Ingraham, Christopher. "Americans Are Dying Younger Than People in Other Rich Nations." Washington Post, December 27, 2017. www.washingtonpost.com/news/wonk/wp/2017/12/27/americans-are-dying-younger-than-people-in-other-rich-nations/.

Jeon, Ok Hee, Chaekyu Kim, Remi-Martin Laberge, Marco Demaria, Sona Rathod, Alain P. Vasserot, Jae Wook Chung, et al. "Local Clearance of Senescent Cells Attenuates the Development of Post-Traumatic Osteoarthritis and Creates a Pro-Regenerative Environment." Nature Medicine 23 (2017): 775–81.

Jones, Brad. "A Breakthrough Initiative Has Been Announced to Manufacture Human Organs." Futurism (Health & Medicine), November 11, 2017.

Joseph, Nancy. "Leading Biotechnology Into the 21st Century." Perspectives Newsletter, College of Arts and Sciences: University of Washington, June 1, 2000.

Keane, Michael, Jeremy Semeiks, Bo Thomsen, and Joao Pedro De Magalhaes. "Insights Into the Evolution of Longevity From the Bowhead Whale Genome." Cell Reports,

aging-process/.

Asian Scientist Newsroom. "Removing Old Cells Could Prevent Arthritis." Asian Scientist, June 14, 2017.

Baer, Drake. "5 Amazing Predictions by Futurist Ray Kurzweil That Came True—and 4 That Haven't." Business Insider, October 20, 2015. www.businessinsider.com.au/15-startling-incredible-and-provactive-predictions-from-googles-genius-futurist-2015-9.

Bansal, Ankita, and Heidi A. Tissenbaum. "Quantity or Quality? Living Longer Doesn't Necessarily Mean Living Healthier." The Scientist, March 1, 2015.

Bohnert, K. Adam, and Cynthia Kenyon. "A Lysosomal Switch Triggers Proteostasis Renewal in the Immortal C. elegans Germ Lineage." Nature, November 30, 2017.

Brooker, Katrina. "Google Wants You to Live Forever." Bloomberg Markets, April 2015.

Buettner, Dan. "The Island Where People Forget to Die." New York Times, October 24, 2012. www.nytimes.com/2012/10/28/magazine/the-island-where-people-forget-to-die.html.

Buhr, Sarah. "With $250 Million, Peter Diamandis' New Startup Is All About Taking Stem Cells From Placentas." TechCrunch, February 15, 2018.

"Cancer Progress Report 2011: Transforming Patient Care Through Innovation." The American Association for Cancer Research, 2011.

Connor, Steve. "The Miracle Cure: Scientists Turn Human Skin Into Stem Cells." The Independent, February 9, 2014.

Cross, Ryan. "This $25,000 Physical Has Found Some 'Serious' Health Problems. Others Say It Has Serious Problems." Science, May 12, 2017. www.sciencemag.org/news/2017/05/25000-physical-has-found-some-serious-health-problems-others-say-it-has-serious.

Cutas, D. E. "Life Extension, Overpopulation and the Right to Life: Against Lethal Ethics." The Journal of Medical Ethics, August 29, 2008.

De Grey, Aubrey. 1997. "A Proposed Refinement of the Mitochondrial Free Radical Theory of Aging." Bioessays, February 1997.

——. "Life Span Extension Research and Public Debate: Societal Considerations." Methuselah Foundation, August 7, 2011.

De Magalhães, João Pedro. "The Big, the Bad and the Ugly: Extreme Animals as Inspiration for Biomedical Research." EMBO Reports, July 3, 2015.

Di Iulio, Julia, Istvan Bartha, Emily H. M. Wong, Hung-Chun Yu, Victor Lavrenko, Dongchan Yang, Inkyung Jung, Michael A. Hicks, Naisha Shah, Ewen F. Kirkness, Martin M. Fabani, William H. Biggs, Bing Ren, J. Craig Venter, and Amalio Telenti. "The Human

Forever. Rodale Press, 2005.
——. Transcend: Nine Steps to Living Well Forever. Rodale, 2011.
Moravec, Hans P. Mind Children: The Future of Robot and Human Intelligence. Harvard University Press, 1988.
——. Robot: Mere Machine to Transcendent Mind. Oxford University Press, 1999.
More, Max, and Natasha Vita-More. The Transhumanist Reader: Classical and Contemporary Essays on the Science, Technology, and Philosophy of the Human Future. Oxford: John Wiley & Sons, 2013.
Mukherjee, Siddhartha. The Emperor of All Maladies: A Biography of Cancer. Scribner, 2010.
Nuland, Sherwin, B. How We Die: Reflections on Life's Final Chapter. Alfred A. Knopf, Inc., 1994.
Shreeve, James. The Genome War: How Craig Venter Tried to Capture the Code of Life and Save the World. Alfred A. Knopf, 2004.
Smith Hughes, Sally. Genentech: The Beginnings of Biotech. University of Chicago Press, 2011.
Venter, J. Craig. A Life Decoded: My Genome: My Life, Penguin Books, 2008.
——. Life at the Speed of Light: From the Double Helix to the Dawn of Digital Life. Penguin Books, 2014.
Watson, James D. The Double Helix: A Personal Account of the Discovery of the Structure of DNA. Atheneum, 1968.
Watson, James D., Andrew James Berry, and Kevin Davies. DNA: The Story of the Genetic Revolution. Alfred A. Knopf, 2017.
Weiner, Jonathan. Long for This World: The Strange Science of Immortality. Ecco, 2011.

雑誌、ウエブサイト

Abdelgadir, Elamin, Razan Ali, Fauzia Rashid, and Alaaeldin Bashier. "Effect of Metformin on Different Non-Diabetes Related Conditions, a Special Focus on Malignant Conditions." Journal of Clinical Medicine Research 9, no. 5 (2017).
www.ncbi.nlm.nih.gov/pmc/articles/PMC5380171.
Aberlin, Mary Beth. "Age-Old Questions: How Do We Age, and Can We Slow It Down?" The Scientist, March 1, 2015.
Achenbach, Joel. "Harvard Professor Says He Can Cure Aging, But Is That a Good Idea." Washington Post (Achenblog), December 2, 2015. www.washingtonpost.com/news/achenblog/wp/2015/12/02/professor-george-church-says-he-can-reverse-the-

情報ソース・参考文献

Diane Cremeens, Alcor Life Extension Foundation

J. Craig George, North Slope Borough Department of Wildlife Management

Joon Yun, Palo Alto Investors, LLC

Jason Pontin, MIT Technology Review

Herbert Boyer, Genentech, Inc.

David Masci, Pew Research Center

Carolyn Funk, Pew Research Center

書籍

Botstein, David. Decoding the Language of Genetics. Cold Spring Harbor Laboratory Press, 2015.

Buettner, Dan. The Blue Zones: 9 Lessons for Living Longer From the People Who Have Lived the Longest. National Geographic, 2012.

——. The Blue Zones Solution: Eating and Living Like the World's Healthiest People. National Geographic, 2015.

Dawkins, Richard. The Blind Watchmaker. Penguin, 1986.

——. The Selfish Gene. Oxford University Press, 1989.

De Grey, Aubrey D. N. J. The Mitochondrial Free Radical Theory of Aging (Molecular Biology Intelligence series). R. G. Landis Co., 1999.

De Grey, Aubrey D. N. J. with Michael Rae. Ending Aging—The Rejuvenation Breakthroughs That Could Reverse Human Aging in Our Lifetime. St. Martin's Press, 2007.

"Dementia Cases Set to Triple by 2050 but Still Largely Ignored" (news release). The World Health Organization, April 11, 2012. www.who.int/mediacentre/news/releases/2012/dementia_20120411/en.

Friedman, Howard S., and Leslie R. Martin. The Longevity Project. Hudson Street Press, 2011.

Gertner, Jon. The Idea Factory: Bell Labs and the Great Age of American Innovation. Penguin Press, 2012.

Kurzweil, Raymond. The Age of Spiritual Machines: When Computers Exceed Human Intelligence. Penguin Books, 2000.

——. How to Create a Mind: The Secret of Human Thought Revealed. Viking Press, 2013.

——. The Singularity Is Near: When Humans Transcend Biology. Viking Press, 2005.

——. The 10% Solution for a Healthy Life: How to Reduce Fat in Your Diet and Eliminate Virtually All Risk of Heart Disease. Crown Publishers, 1993.

Kurzweil, Raymond, and Terry Grossman. Fantastic Voyage: Live Long Enough to Live

情報ソース・参考文献

本書の執筆にあたっては、3年以上の時間をかけてここで紹介する多くの方々に直接会い、長時間のインタビューを行った。その際に私とインタビュー相手の間で交わされたディスカッション、またインタビュー後の電話やメールでのやりとりに加えて、山のような本、雑誌、ウェブサイトの情報も参考にして調査を進めた。ここで紹介するリストがすべてを網羅しているわけではないが、このテーマに興味を持ってもっと詳しく知りたいと思われる読者のお役に立てれば何よりだ。

インタビュー

Arthur Levinson, Calico Labs

Raymond Kurzweil, Alphabet, Inc.

J. Craig Venter, Human Longevity, Inc./The J. Craig Venter Institute

Robert Hariri, Human Longevity, Inc./Celularity

Peter Diamandis, Human Longevity, Inc./Celularity

Aubrey de Grey, SENS Research Foundation

Bill Maris, Section 32

Hal Barron, Calico Labs

David Botstein, Calico Labs

Cynthia Kenyon, Calico Labs

Daphne Koller, Calico Labs

Bob Cohen, Calico Labs

Ken Bloom, Human Longevity, Inc.

Brad Perkins, Human Longevity, Inc.

William Briggs, Human Longevity, Inc.

Amalio Telenti, Human Longevity, Inc.

Riccardo Sabatini, Human Longevity, Inc.

David Karow, Human Longevity, Inc.

Heather Kowalski, Human Longevity, Inc./The J. Craig Venter Institute

Max More, Alcor Life Extension Foundation

Hugh Hixon, Alcor Life Extension Foundation

Aaron Drake, Alcor Life Extension Foundation

■ま行

■ら行～わ行

■た行～な行

■は行

■さ行

索引

［著者紹介］

チップ・ウォルター

作家、ジャーナリスト、映画製作者、元CNN支局長。ナショナル ジオグラフィック、ザ・エコノミスト、ウォール・ストリート・ジャーナル、サイエンティフィック・アメリカンなどの各誌で記事を執筆している。近著は『Last Ape Standing: The Seven-Million-Year Story of How and Why We Survived』。ピッツバーグ在住。著者とその著作についてもっと詳しく知りたい方は、www.chipwalter.com またはFacebookかTwitterの @chipwalterをチェックされたい。

［訳者紹介］

関谷 冬華

翻訳者。広島大学大学院先端物質科学研究科量子物質科学専攻博士課程前期修了。研究支援ソフトウェア開発会社、翻訳会社に勤務後、独立。訳書に『世界をまどわせた地図』、『科学の誤解大全』、『ビジュアル パンデミック・マップ』、『禍いの科学 正義が愚行に変わるとき』など多数。

ナショナル ジオグラフィック協会は1888年の設立以来、研究、探検、環境保護など1万3000件を超えるプロジェクトに資金を提供してきました。ナショナル ジオグラフィックパートナーズは、収益の一部をナショナルジオグラフィック協会に還元し、動物や生息地の保護などの活動を支援しています。

日本では日経ナショナル ジオグラフィック社を設立し、1995年に創刊した月刊誌『ナショナル ジオグラフィック日本版』のほか、書籍、ムック、ウェブサイト、SNSなど様々なメディアを通じて、「地球の今」を皆様にお届けしています。

nationalgeographic.jp

不老不死ビジネス　神への挑戦
シリコンバレーの静かなる熱狂

2021年8月23日　第1版1刷

著者	チップ・ウォルター
訳者	関谷冬華
装丁	田中久子
装画	ササキエイコ
編集	尾崎憲和　田島進
制作	クニメディア
発行者	滝山晋
発行	日経ナショナル ジオグラフィック社 〒105-8308　東京都港区虎ノ門4-3-12
発売	日経BPマーケティング
印刷・製本	日経印刷

ISBN978-4-86313-504-8　Printed in Japan

乱丁・落丁本のお取替えは、こちらまでご連絡ください。
https://nkbp.jp/ngbook

IMMORTALITY, INC.
RENEGADE SCIENCE, SILICON VALLEY BILLIONS,
AND THE QUEST TO LIVE FOREVER